AUTOFAGIA

EL AYUNO EXTENDIDO DE AGUA COMO UN PODEROSO SECRETO DE SANACIÓN Y ANTIEDAD QUE UTILIZA LA INTELIGENCIA NATURAL DE SU CUERPO

LOGAN WOLF

Sanarse a uno mismo está conectado a sanar a los demás.

Yoko Ono

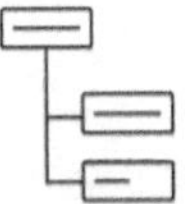

Tabla de Contenidos

Descargo de Responsabilidad

Este libro no pretende sustituir el consejo médico, en este sentido tampoco es responsable de las acciones y los resultados del lector. Por favor, busque el consejo de un médico antes de comenzar cualquier programa de salud. El autor no es médico, y la información en este libro está destinada a complementar sus cambios de salud, no a dictarlos. Las maravillas de la autofagia aún se están descubriendo a medida que se escribió este libro. Por favor, disfrute de esta información que proporcionamos, pero también sea prudente al utilizarla.

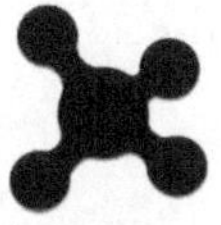

Introducción

Felicidades por comprar Autofagia: *El Ayuno Extendido de Agua como un Poderoso Secreto de Sanación y Antiedad que Utiliza la Inteligencia Natural de su Cuerpo,* con información adicional sobre el Ayuno Intermitente y la Dieta de Imitación en Ayuno para Perder Peso.

Los siguientes capítulos analizarán lo que es la autofagia, por qué es beneficioso para su salud, y por qué es algo más que una mera "dieta de moda". Al leer este libro, ha comenzado el camino hacia la recuperación celular y corporal y la potencial pérdida de peso, así que, tome su bebida preferida, siéntase en su silla favorita y comencemos.

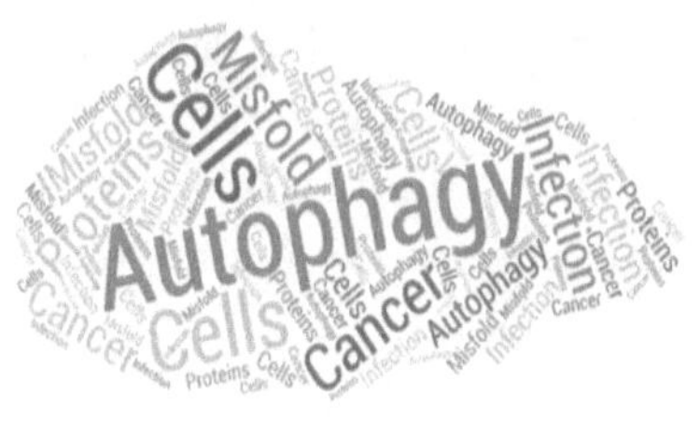

Primero, exploremos lo que es la autofagia, al hombre que es responsable de hacer que sea conocida.

El 3 de octubre de 2016, la Asamblea Nobel del Instituto Karolinska entregó el Premio Nobel de Fisiología o Medicina al científico Yoshinori Ohsumi. Él fue el que descubrió los mecanismos de la autofagia.

Entonces, ¿qué significa "autofagia"? El término proviene de las palabras griegas "auto", que significa "sí mismo" y "fagia", que significa "comer". Suena un poco extraño, pero puede considerar que significa "comerse a sí mismo". La idea surgió en los años 60, momento en el que el investigador vio por primera vez que nuestras células podían matar sus propias entrañas. Esto lo hacían formando vesículas que se colocaron en un tipo de centro de reciclaje, llamado lisosoma. Aquí es donde los contenidos fueron degradados. El problema con el fenómeno es que se sabía muy poco al respecto y, por lo tanto, no se realizó mucha investigación sobre ello. Sin embargo, eso cambió a principios de la década de 1990 con el Doctor Yoshinori Ohsumi. Él usó levadura de panadería para encontrar genes que eran importantes para el proceso de autofagia. La levadura permitió a Ohsumi señalar la maquinaria similar que se usa en nuestras células.

Sus descubrimientos crearon un nuevo paradigma, que ayudó con nuestra comprensión del reciclaje celular. Abrió una forma de comprender la importancia de la autofagia en nuestros cuerpos, por ejemplo, la adaptación a la inanición o su respuesta a las infecciones. Las mutaciones en los genes de la autofagia podrían conducir a enfermedades. También descubrió que el proceso de autofagia está involucrado en algunas condiciones, como cáncer y enfermedades neurológicas.

La historia de cómo llegamos a los descubrimientos de Ohsumi es interesante de conocer. El científico belga Christian de Duve recibió el Premio Nobel de Fisiología o Ciencia en 1974 por descubrir el lisosoma. Él acuñó el término "autofagia" o "comerse a sí mismo".

Hubo progreso nuevamente en 2004 cuando Irwin Rose, Avram Hershko y Aaron Ciechanover recibieron el Premio Nobel de Química por descubrir lo que se llama la "degradación de proteínas mediada por ubiquitina". Fueron responsables de ayudar a comprender que el proteosoma degrada las proteínas uno a la vez. Esto abrió las puertas al misterio de cómo nuestras células eliminan los grandes complejos de proteínas y orgánulos que se han desgastado. Los científicos se preguntaron si la respuesta sería encontrada en la autofagia y cuáles eran los mecanismos que la hacían posible.

El científico Yoshinori Ohsumi se afanó en su laboratorio personal en 1988. Se centró en las células de levadura porque son más fáciles de estudiar y son un modelo decente en comparación con las células humanas. Mientras trabajaba duro, llegó a un obstáculo significativo. El problema con las células de levadura es que son pequeñas y sus estructuras internas no son fáciles de diferenciar al mirarlas con un microscopio. Esto lo hizo cuestionarse si la autofagia existía en estas. Pensó nuevamente su estrategia, hasta que encontró una sorprendente revelación: las vacuolas repletas de pequeñas vesículas no se habían degradado. Las vesículas fueron autofagosomas. En términos simples, ¡Ohsumi había demostrado que la autofagia existía en las células de levadura! Después de hacer este descubrimiento significativo, publicó sus resultados en 1992.

Finalmente, pudo responder la pregunta sobre cómo funcionaba en nuestras propias células. Gracias a los avances de la tecnología, las herramientas de investigación que necesitaba para investigar el asunto finalmente estuvieron disponibles.

Gracias a él y otros que siguieron sus pasos, sabemos que la autofagia controla las funciones vitales del organismo, incluyendo los componentes celulares que necesitan ser reciclados y degradados. La autofagia puede darnos rápidamente combustible para nuestra energía y los elementos necesarios para renovar los componentes celulares. Esto hace que sea muy importante comprender cómo y por qué nuestras células responden a diferentes tipos de estrés, como la inanición. Después de que haya recibido una infección, la autofagia puede ayudarle a deshacerse de los agentes invasores, como virus y bacterias. También contribuye al desarrollo de la diferenciación celular y embrionaria. La autofagia también se puede utilizar en las células para eliminar orgánulos y proteínas dañadas. Esto, a su vez, puede ayudar a contrarrestar los efectos negativos del envejecimiento.

Los estudios acerca de la autofagia, también ayudaron a entender que esta, cuando se interrumpe, posiblemente esté relacionada con la diabetes tipo 2, la enfermedad de Parkinson y otros trastornos usualmente sufridos por las personas mayores. La mutación dentro de un gen de autofagia incluso puede provocar enfermedades genéticas. La investigación sobre este tema aún está en desarrollo, pero se ha convertido en una parte esencial de las conversaciones más significativas en el ámbito científico.

En resumen, la autofagia como un todo tiene una historia científica de aproximadamente cincuenta años. Todos los que contribuyeron al avance de su conocimiento han ayudado a llegar a donde estamos hoy y serán recordados a medida que avancemos. Sin embargo, no podemos ignorar la importancia de las investigaciones del científico Yoshinori Ohsumi para todo el proceso. ¡Sin él, este libro no existiría!

Hay otros libros sobre este tema. ¡Gracias de nuevo por elegir nuestro libro! Se hicieron todos los esfuerzos posibles para garantizar que esté lleno de tanta información útil como sea posible; ¡Continúe leyendo y disfrute!

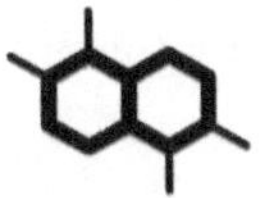

¿Qué es la Autofagia?

COMO MENCIONAMOS EN LA INTRODUCCIÓN, la autofagia, es una combinación de las palabras "Si mismo" y "comer", se conoce como el proceso regulado en el que una célula en nuestro cuerpo degrada sus partes defectuosas. La célula en sí misma reciclará componentes químicos útiles para otros fines. Este proceso luego permite que la autofagia ajuste la estabilidad de la composición proteica dentro de una célula en nuestro cuerpo. Esto ayuda a prevenir la acumulación de productos de desecho tóxicos, ayuda a mantener las células durante los períodos en los que nuestro cuerpo se muere de hambre, se deshace de los patógenos invasores y mantiene la función del orgánulo celular.

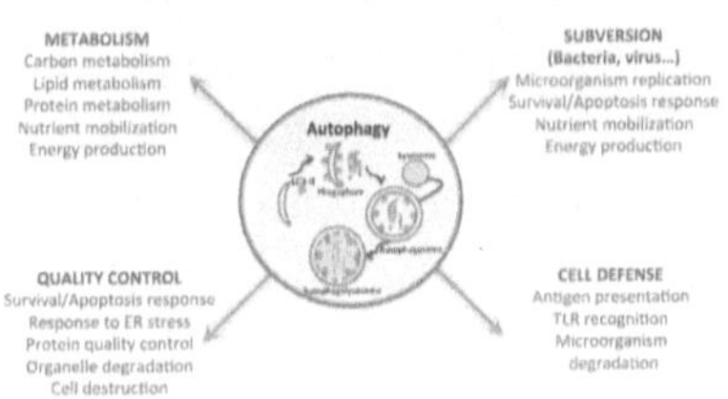

Considere la autofagia como si su cuerpo tuviera un contenedor de basura, también conocido como tu autofagosoma. Lo que hace es recoger los componentes celulares y los lleva al "centro de reciclaje" celular local, que se conoce científicamente como el lisosoma. Aquí es donde se realiza la descomposición en partes más pequeñas que luego se reutilizan en nuevas piezas de maquinaria. Nuevas células.

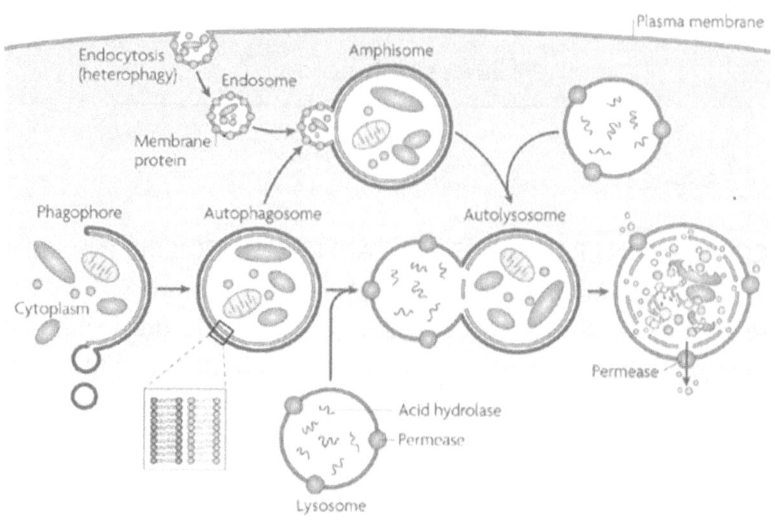

AUTOFAGIA: DEFINICIONES

Un proceso que es muy similar a la autofagia se llama apoptosis, que también se conoce como "muerte celular programada". Después de una cantidad de tiempo de división, las células están programadas para perecer. Este proceso puede sonar inquietante al principio, pero en realidad es crucial para mantener un cuerpo sano. Por ejemplo, considérelo como tener un vehículo. Usted lo compra, crece para adorarlo y crea recuerdos con él. Es parte de su vida, sin embargo, a medida que pasan los años, su automóvil se desgasta naturalmente. Después de un tiempo, por mucho que lo ame, debe dejarlo ir porque eventualmente se necesitará mucho dinero para mantenerlo funcionando. Además, incluso con el mantenimiento, su automóvil se descompone continuamente. Tendrá que finalmente conseguir otro porque eventualmente terminará en el depósito de chatarra. No deseará mantenerlo cuando se convierta en algo que solo ocupe espacio en su patio trasero, por lo que terminará librándose de él. Sin embargo, luego de eso, usted saldrá, comprará uno nuevo y reiniciará el ciclo.

Esta analogía nos ayuda a entender lo que está sucediendo en nuestros cuerpos. Nuestras células lentamente se vuelven inútiles y viejas. Es ideal que se programen para morir cuando ya no pueden hacer aquello para lo que fueron creadas. Esto es lo que la ciencia llama "apoptosis". Las células están destinadas a morir antes de que nazcan, es decir, después de que hayan agotado su utilidad. Volviendo a la analogía de nuestro automóvil, después de que pase un tiempo y nuestro automóvil no puede funcionar, usualmente compramos uno nuevo. Sin embargo, la buena noticia con este proceso es que no debe preocuparse por tener que "comprar" nada. Con la autofagia, su cuerpo lo hará por sí mismo.

Cuando nuestros cuerpos funcionan bien y las células funcionan sin problemas, la autofagia ocurre a un nivel inferior, lo que nos ayuda a reciclar estos orgánulos celulares desgastados. Lo que significa que tenemos un buen mantenimiento. Sin embargo, las cosas se pueden complicar cuando no existe un buen mantenimiento. En el escenario celular, el estrés proviene de cuando nuestros cuerpos no tienen suficientes nutrientes o energía, de componentes no reciclados y disfuncionales, o cuando somos invadidos por microorganismos. Por lo que la autofagia se "revierte" porque trabajará para salvarlos. La ciencia lo llama el "modo de estrés".

Este proceso también ocurre en lo que la ciencia llama el nivel subcelular. Volviendo a la analogía del automóvil, en realidad no tiene que deshacerse de todo el automóvil. En ese momento, todo lo que necesita hacer es reemplazar una pieza, como colocar una batería nueva. ¡Fuera lo viejo y lo nuevo! Matar a toda la célula es lo que hace que la apoptosis sea diferente de la autofagia. Para el proceso de autofagia, los orgánulos subcelulares son eliminados, y los nuevos se reconstruyen para reemplazar a los viejos. Los orgánulos, las membranas celulares viejas y otras partes de una célula que se deterioran, pueden eliminarse. Esto sucede transfiriendo todo al lisosoma, que es un orgánulo que contiene enzimas que ayudan a degradar las proteínas.

Una cosa que hace que la autofagia sea tan notable es que el proceso en el que ocurre sucede cuando existe lo que la ciencia llama estrés celular. Es decir, si las células carecen de nutrientes específicos, o están privadas de energía, o se dañan por alguna razón, la "respuesta al estrés" se activa y la autofagia ocurre a una velocidad mayor. Esto hace que la función celular mejore cuando nosotros, y por lo tanto nuestros cuerpos, estamos bajo coacción. Exploraremos más de este fenómeno en los capítulos dos y cuatro.

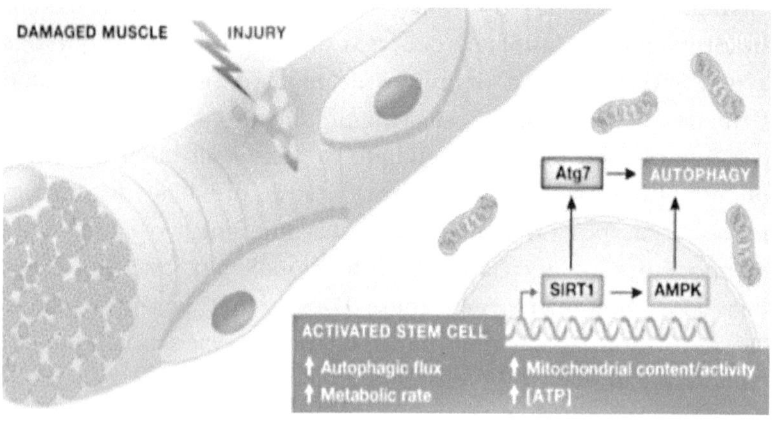

En definitiva, la ciencia que gira en torno a la autofagia nos dice que ayuda a que nuestros cuerpos funcionen mejor. Al despejar toda la "basura" celular dentro de nosotros, estamos dando paso, a que las células se recreen con nuevos componentes. Esta mejora biológica se puede ver cómo darle a nuestro automóvil un nuevo motor. Nos ayuda a mantenernos "en funcionamiento".

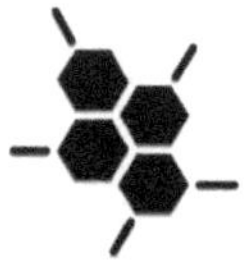

Cómo Funciona la Autofagia

ANTES DEL "CÓMO", hubo el descubrimiento, y eso fue a mediados de la década de 1950 cuando Sam Clark Jr. de la Facultad de Medicina de la Universidad de Washington en St. Louis observó, a través de su microscopio electrónico, los riñones de algunos ratones recién nacidos, que no había notado anteriormente las otras veces con el microscopio. Lo describió como la aparición de una estructura unida a la membrana ubicada dentro del citoplasma de las nuevas células del riñón. Lo que fue interesante fue que las estructuras parecían haber cambiado las mitocondrias.

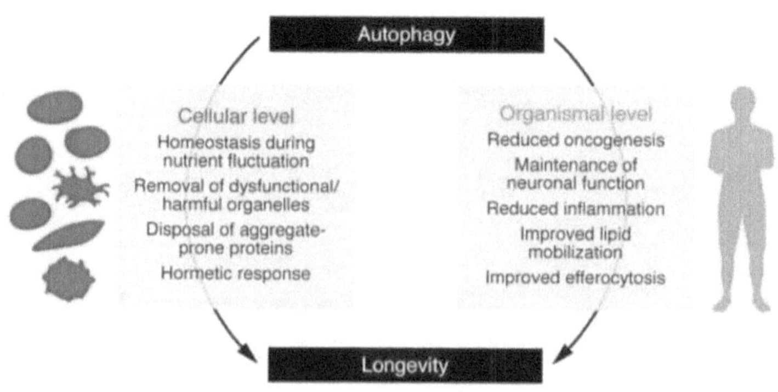

Después, Clark publicó sus nuevos hallazgos, y algunos investigadores independientes apoyaron sus conclusiones. Entre los que se incluyen Alex Novikoff del Colegio de Medicina Albert Einstein. Él usó la palabra cytolyses para las estructuras. Él y su colega Edward Essner escribieron en su investigación que "dentro de estas citologías hay acontecimientos notables en progreso", y que el "citoplasma de alguna manera ha encontrado su camino dentro de las gotas y aparentemente se encuentra en el proceso de la digestión".

Esos fueron los primeros pasos orientados a la investigación, para lo que no llamamos autofagia.

Lo que define la autofagia es lo que se conoce como la formación de una estructura transitoria de doble membrana llamada fagoforo. Esta se diferencia de las vesículas de transporte secretorias, ya que se alejan de un orgánulo que ya contiene elementos. El fagoforo obtiene sus elementos durante su ensamblaje inicial. La estructura podría crearse de nuevo dentro del citoplasma, por lo que se convertirá en lo que la ciencia llama una estructura autónoma. También puede entrar en contacto con un orgánulo como el del retículo endoplásmico. El fagoforo luego se expande, lo que le da una gran flexibilidad para transportar incluso más elementos dentro de él. A medida que continúa hinchándose, confisca las partes citoplasmáticas, que incluyen lípidos, proteínas y posiblemente todo el orgánulo. Una vez que se mantiene esta carga, el fagoforo se cierra y luego envejece en un autofagosoma, con la carga sostenida ahora envuelta dentro del lumen de esta partición. El autofagosoma luego entrega la carga mediante la fusión de la membrana en los compartimientos líticos (que son lisosomas dentro de metazoos y vacuolas en plantas y hongos) para que se degraden y reciclen. Y fue este proceso científicamente complejo lo que llamó la atención de Novikoff y Clark hace muchos años y condujo a lo que ahora conocemos como autofagia.

La autofagia como tal se puede dividir en dos categorías más grandes: la selectiva y la no selectiva. Cada una de ellas se basa en lo que se come. Actualmente, la investigación sabe más sobre macro autofagia. Esta contiene la entrega de componentes celulares enviados al lisosoma, lo que es similar a la vacuola en plantas y hongos. Esto sucede mediante una estructura unida a una membrana doble. También hay otras dos formas, que son la autofagia y la micro autofagia mediadas por chaperonas. El lisosoma encierra y confisca materiales celulares cercanos que están listos para ser destruidos y reciclados. La autofagia mediada por chaperonas, por otro lado, es un proceso particular de deterioro de proteínas que depende de transportadores que van a los lisosomas.

Hoy en día, la autofagia se considera un proceso esencial para mantener un excelente equilibrio celular en nuestros cuerpos. También es crucial para reaccionar ante los factores estresantes del organismo, como cuando el cuerpo está privado de nutrientes, lo que puede comprometer la supervivencia celular. La célula está al desnudo de estas tensiones y la autofagia, que generalmente se encuentra en un nivel inferior, se inicia para tratar el aumento de estrés. Aumenta la requisición y mortificación de partes de las células, lo que libera macromoléculas en el citosol. Luego activan las reacciones metabólicas críticas y así crean energía vital.

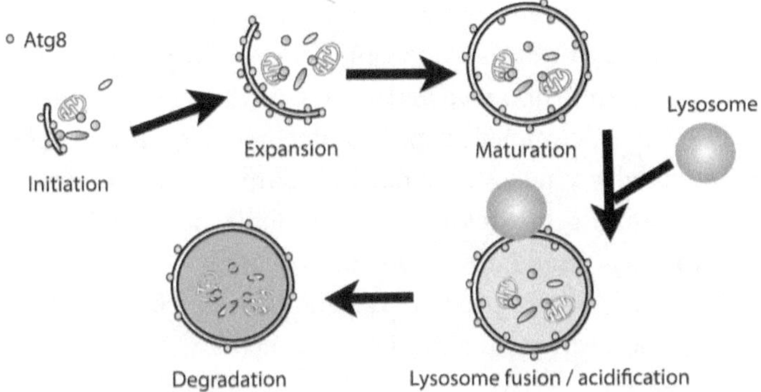

El hecho de que la autofagia contribuya a la salud celular de nuestros cuerpos bajo condiciones de estrés y normales nos muestra lo importante que es regular nuestras células. La autofagia se ha convertido en un instrumento para comprender el desarrollo de los mamíferos. Las investigaciones más recientes nos han demostrado que la autofagia es un modulador esencial de una amplia gama de trastornos y enfermedades. Comprender la participación de la autofagia dentro de nuestros cuerpos ayuda a explicar la forma en que obtenemos (y podemos prevenir) enfermedades. Si bien conocemos los puntos clave de la autofagia, todavía hay un largo camino por recorrer.

Hay algunas rutas catabólicas dentro de una célula que pueden descomponer las moléculas más grandes en nuestro cuerpo. Una que es bastante notoria es la conjugación de una proteína más pequeña que se llama "ubiquitina". En el proceso de ubiquitinación, a una proteína celular, es seguida por la adición sucesiva de las moléculas de ubiquitina que generan una cadena de poliubiquitina. Esa proteína es llevada, para su destrucción a través del proteosoma, lo que nos genera aminoácidos. Estos mecanismos de deterioro se encuentran en otros polímeros biológicos como lípidos e hidratos de carbono.

La autofagia es única ya que tiene flexibilidad de selección y tamaño de carga de autofagosomas. Puede impulsar la destrucción de un gran grupo y variedad de sustratos, lo que ayuda a las células a crear de manera rápida y efectiva "bloques de construcción" esenciales y necesarios para una amplia gama de deficiencias en el ámbito nutricional. La autofagia también es el único conducto que puede degradar un orgánulo completo. Puede hacerlo tanto en un proceso dirigido y esencial en el que el cuerpo, para devolverlos al homeostasis celular.

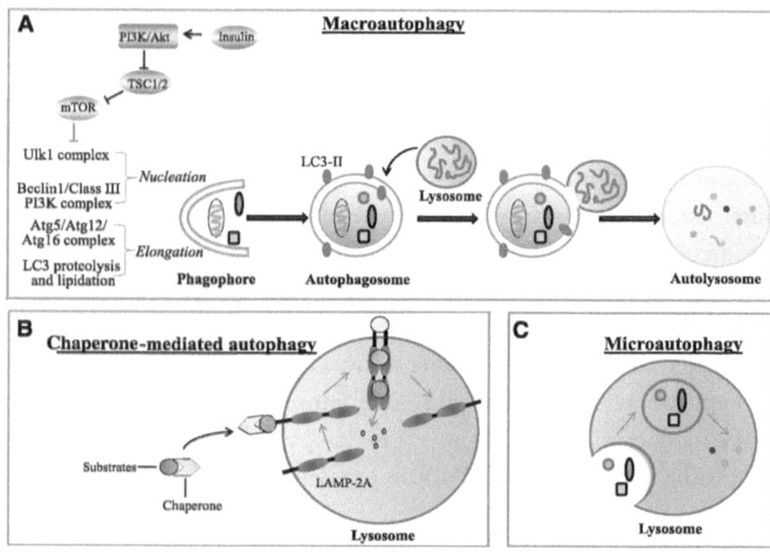

El cuerpo regula la autofagia para asegurarse de que entre en marcha a toda velocidad solo cuando sea necesario y que suceda de manera oportuna. El sensor metabólico central de nuestras células, al igual que el complejo TOR 1, responde a la cantidad de aminoácidos disponible para el cuerpo. El complejo TOR 1, también conocido como TORC1, está inactivo cuando las células tienen falta de esas moléculas. Esto permite la promoción del aumento de la autofagia. Mientras tanto, los reguladores moleculares vigilan las células y vigilan la cantidad de nutrientes diferentes, como la energía ATP o la glucosa, y activan la autofagia cuando estos nutrientes alcanzan un nivel crítico bajo. Una vez que comienza este proceso, varias proteínas ATG se unen, como un escuadrón de superhéroes, y coordinan la creación de la fagóforo e inician los pasos para la autofagia. Los genes ATG de levadura, como hemos discutido anteriormente, se descubrieron en los años 90, lo que ayudó a trascender la investigación de la autofagia. Los experimentos que utilizaron la levadura en ciernes fueron un importante paso adelante para ayudar a los científicos a comprender los conceptos básicos de la autofagia. Fue durante este tiempo en el que la investigación trascendió en organismos que luego hicieron más fácil para los científicos ver cómo funciona en el cuerpo humano. ¡Nos mostró que era una parte evolutiva de nuestra supervivencia!

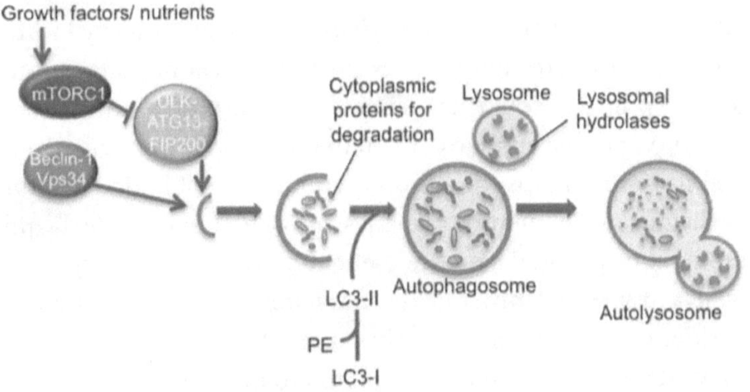

En un término más general, la autofagia funciona en un tipo de régimen de "supervivencia del más apto". Nuestras células nacen para consumir partes débiles de ellas mismas. Hacer esto las hace mucho más fuerte. Considérelo como el concepto darwinista literalmente a nivel molecular. Las partes más fuertes comerán las que son débiles. Es un proceso natural que mantiene el cuerpo funcionando. Así como estamos evolucionando, también lo están las células de nuestros cuerpos. Se están volviendo capaces de consumir materiales funcionales que no tienen más valor para ellos en su estado actual.

Echemos un vistazo más profundo a la autofagia mediada por Chaperonas, que mencionamos anteriormente. También conocida como CMA, se trata de la variedad dependiente de chaperonas de proteínas citosólicas solubles. Son buscadas por los lisosomas y enviadas a través de la membrana lisosómica para su descomposición. Las características únicas de esta categoría de la autofagia son la discriminación de las proteínas destruidas en este camino y el movimiento de estas proteínas a través de la membrana lisosómica. Sucede sin la necesidad de agregar vesículas.

Ahora, echemos un vistazo a la micro autofagia.

A diferencia de la autofagia mediada por Chaperonas y la Macro autofagia, la micro autofagia es un tipo de vía autofágica que se conoce por la cobertura lisosómica directa dentro de los elementos citoplasmáticos. El material citoplasmático se recoge en el lisosoma dentro de un proceso impredecible de envoltura y despliegue de la membrana en sí misma. La ruta de la micro autofagia es particularmente esencial para que las células sobrevivan a través del proceso de inanición. La micro autofagia se considera una ruta no selectiva, pero hay varios eventos diferentes de rutas orientados a la microautopía selectiva que se inician cuando se cumplen ciertas condiciones. Estos tres son la Micro Mitofagia, la micro autofagia, el Piecemeal del núcleo, y la macro pexofagia.

Cuando se combinan, la micro autofagia y la macro autofagia son importantes debido a sus capacidades de reciclaje de nutrientes cuando el cuerpo está en inanición. La micro autofagia viene con la degradación de los lípidos que se asimilan en las vesículas, lo que ajusta la disposición del lisosoma. La ruta de la micro autofagia actúa como una de las herramientas de entrega de glucógeno dentro de los lisosomas. Esta ruta autofágica sumerge los cuerpos multivesiculares moldeados después de la endocitosis. Debido a esto, juega un papel vital en la renovación de las membranas proteínicas. Además, la micro autofagia está relacionada con el mantenimiento del tamaño del orgánulo, la modificación del paro progresivo creado por la inanición, la supervivencia celular a través de la privación de nitrógeno y la confirmación de las membranas biológicas.

La lipofagia es otra forma de autofagia. Este tipo de autofagia viene con la degradación de los lípidos. Es una función que existe tanto en humanos como en células de hongos. El papel que desempeña dentro de las plantas, sin embargo, todavía nos es relativamente desconocido. Cuando ocurre la lipofagia, se dirige a las estructuras lipídicas en nuestro cuerpo llamadas LD. Son orgánulos que tienen un núcleo compuesto principalmente por TAG o triacilgliceroles. Contienen una capa de fosfolípidos y proteínas de membrana. La principal vía lipofágica, dentro de nuestras células, es a través de la absorción de lípidos por la fagosfera. Aprendimos por primera vez sobre la lipofagia cuando los científicos la descubrieron en ratones, y los hallazgos se publicaron en 2009.

También estamos aprendiendo sobre Mitofagia, que es el deterioro selectivo de las mitocondrias a través de la autofagia. Sucede principalmente a mitocondrias defectuosas después de sufrir estrés o daños. La mitofagia ayuda a revertir las mitocondrias y ayuda a prevenir el aumento de mitocondrias disfuncionales. ¡Esto mantiene a raya la degeneración celular! El proceso es facilitado por Atg32 (encontrado en la levadura), NIX y su "supervisor" conocido como BNIP3. Las proteínas PINK1 y parkin controlan el proceso de Mitofagia. Las circunstancias de la mitofagia suceden en mitocondrias dañadas y no dañadas.

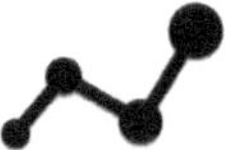

3

Los Beneficios de la Autofagia

DESPUÉS DE UNA explicación científica relativamente desalentadora sobre lo que es la autofagia y los diferentes tipos de autofagia que existen, tomemos un descanso y veamos cuáles son los beneficios reales para activarla.

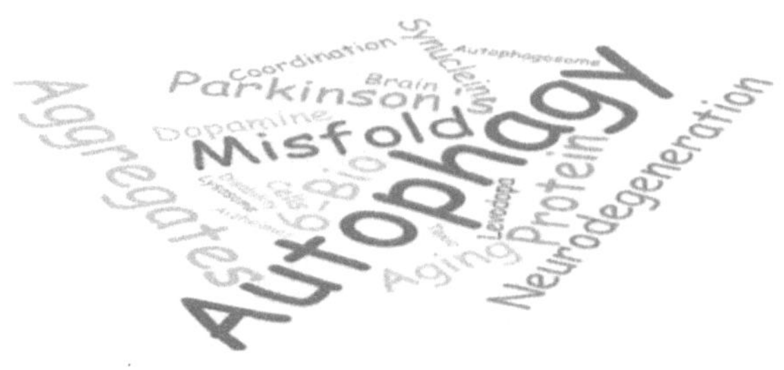

1. Ayuda a combatir contra el cáncer.

La autofagia nos ayuda a sobrevivir cuando nuestro cuerpo está en modo de inanición. Las investigaciones científicas nos dicen que el cáncer es una de las principales enfermedades asociadas con la autofagia; sin embargo, la forma en que funciona con las células cancerosas y el papel que la autofagia tiene en ellas aún es desconocido. En las primeras etapas del cáncer, la autofagia por lo general actúa como un supresor tumoral, lo que permite que las células eliminen las partes celulares dañadas y disminuyan el daño al ADN. En las etapas avanzadas del desarrollo del cáncer, podría ayudar a las células cancerosas a sobrevivir en situaciones de poco oxígeno y bajo nivel de nutrientes.

Lo más importante es saber que la autofagia juega un papel en cómo el cáncer responde a las terapias recibidas. La razón es que la mayoría de las terapias contra el cáncer crean daño y estrés hacia las células para matarlas. Esto hace que los tratamientos que usan la autofagia sea soluciones potencialmente buenas o potencialmente malas. También depende del tipo de cáncer. Debemos considerar en qué etapa se encuentra la enfermedad, el tipo de autofagia y su duración. Algunos estudios han revelado que el aumento de la autofagia conduce a la resistencia de la quimioterapia y la radioterapia, pero algunos otros han revelado que una gran cantidad de medicamentos contra el cáncer ayudan a estimular la muerte celular orientada a la autofagia dentro de las células cancerosas.

La autofagia se está convirtiendo claramente en un lugar de interés en investigaciones clínicas, ya que algunas de las estratagemas anticancerígenas más recientemente aprobadas apuntan a inducir la autofagia. Aprender más sobre esto puede ayudar a crear medicamentos y tratamientos de radiación que pueden ayudar a deshacerse de los tumores malignos.

Tenemos que tener cuidado al analizar la forma en que la autofagia afecta a alguien con cáncer porque ha habido algunos resultados de algunas investigaciones que nos dicen que puede tener resultados impredecibles. Esto hace que la autofagia sea una entidad bastante misteriosa, pero no podemos ignorar que ha tenido algunos resultados prometedores.

La autofagia se ha relacionado con el cáncer y otras enfermedades como la enfermedad de Parkinson. Actualmente, los procesos médicos que usan los recientes descubrimientos de Ohsumi están teniendo éxito en todo el mundo. Su papel vital desempeñado en los fármacos quimioterapéuticos y la radiación está creciendo cada día más. Las investigaciones muestran que hay cuatro formas funcionales diferentes de la autofagia que pueden ocurrir cuando el cuerpo responde a un tratamiento de quimioterapia o radiación y son: citostáticos, citotóxicos, no protectores y citoprotectores. Ninguna de estas respuestas tiene un resultado específico que pueda ser predecible por los científicos. La línea entre la protección del cáncer y las células tumorales y la supresión de la autofagia aún es bastante borrosa. Algunos científicos sugieren que aquí se deben enfocar las siguientes investigaciones.

2. Puede mejorar su cognición y la salud de su cerebro

Los neurólogos le dirán que hay un conjunto de procesos metabólicos que son importantes para su cuerpo para ayudar a mantener su salud. Esto es importante para el cerebro también. Inducir la autofagia en su cuerpo puede ayudar a estimular el cerebro. La forma en que funciona es que, al ayunar, está aumentando los niveles circulantes de algunos componentes neurotróficos. Son biomoléculas que respaldan la diferenciación, la supervivencia y el crecimiento de las neuronas. Al final de esto se produce una mejor elasticidad en la red neuronal, que es esencial para nuestra capacidad de aprender cosas nuevas. También nos ayuda a ser más resistentes al estrés y aumenta nuestras mitocondrias, lo que nos ayuda a aumentar la energía cognitiva.

Inducir autofagia o ayunar también puede ayudar a reducir el estrés oxidativo en el cerebro al estimular la eliminación de moléculas dañadas y al despertar la creación de antioxidantes endógenos. En general, esto significa que la autofagia puede ayudar a mejorar el rendimiento de su cerebro. La ciencia detrás de la autofagia y las enfermedades todavía se encuentra en sus inicios, pero algunas investigaciones muestran que puede ayudar a reducir la disfunción neuronal que acompaña a enfermedades como el Parkinson y el Alzheimer.

3. Puede ayudar a revertir y a ralentizar los síntomas del envejecimiento.

El envejecimiento, desde la perspectiva científica, se puede definir como la acumulación lenta pero extraordinaria de orgánulos y proteínas en nuestras células. Esto puede conducir a la muerte o disfunción de las células. Considere que la autofagia es una reversión del envejecimiento, ya que ayuda a darle a su cuerpo un impulso celular. Estimula a sus células para deshacerse de lo que no necesitan y ayuda a su cuerpo a seguir creando nuevas células. Estas células son críticas porque son las que ayudan a evitar enfermedades como el cáncer.

4. Puede ayudar a mejorar la composición de su cuerpo.

Vivimos en un mundo donde la ingesta de calorías es lo que se nos dice que debemos considerar casi exclusivamente cuando tratamos de hacer una dieta, comer bien y observar la salud de nuestro cuerpo; sin embargo, ese no es siempre el caso. Si bien las calorías son necesarias, no podemos olvidar que la composición corporal se basa en nuestro estado hormonal.

Inducir autofagia puede ayudar a aumentar nuestros niveles de adiponectina y aumentar nuestra sensibilidad a la insulina. Ambos son factores hormonales críticos, y determinan si la grasa que ya existe dentro de nosotros se oxida, lo que significa que se usa para obtener energía y si la ingesta calórica futura se almacena en forma de grasa o es utilizada por el cuerpo de inmediato. Estos cambios hormonales son excelentes y persisten después de que se complete su período de ayuno. Si bien es muy probable que tenga un déficit de calorías durante sus días de ayuno, los cambios hormonales tendrán un impacto mucho mayor en la composición de su cuerpo durante semanas y hasta meses. Por lo que el ayuno ayuda a nuestra longevidad.

Uno de los grandes mitos que existen en la actualidad es que el ayuno descompone los músculos para obtener energía. Hay algo de verdad en esto en condiciones extremas, pero también es fácil de evitar si realiza su ciclo de ayuno de forma inteligente. Si lo hace bien, un ayuno a corto plazo puede ayudarle a aumentar la lipólisis, que es la quema de grasas, además de ayudarle a mantener el crecimiento de sus músculos.

5. Puede mejorar su digestión

Instintivamente, inducir la autofagia es como un tipo de descanso en su sistema digestivo. Permite que el tracto gastrointestinal, también conocido como GI, se relaje por un tiempo. Idealmente, esto ayuda a reducir las inflamaciones intestinales y ayuda a mejorar la contracción de los músculos intestinales. Colectivamente, ayuda a mejorar la absorción de los nutrientes y ayuda a que tenga una mejor digestión. Si bien la investigación aún es bastante reciente, hay indicios de que la autofagia puede ayudar a estimular el crecimiento de una especie de bacteria diferente en nuestras entrañas, ¡lo que puede mejorar el proceso de quema de grasa! ¡Esto es muy emocionante!

6. Puede ayudar a su salud cardiovascular

Inducir la autofagia puede ayudar a reducir el ritmo cardíaco y la presión sanguínea a la vez que aumenta el tono parasimpático, que es un indicador crucial para la salud de nuestros sistemas cardiovasculares. En términos más genéricos, la fuerza de nuestro sistema cardiovascular mejora después de inducir la autofagia.

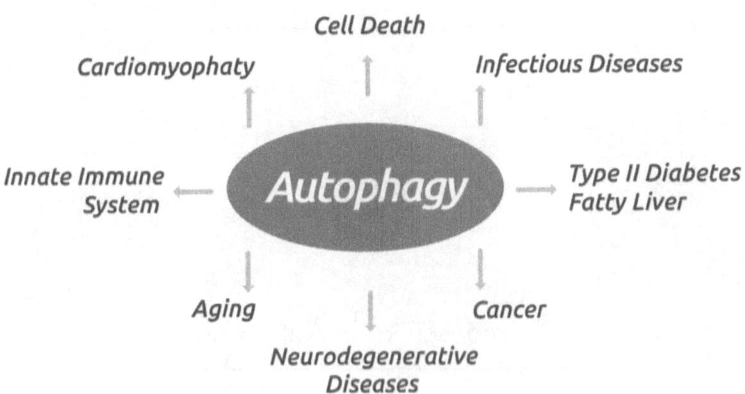

Cell Death
Cardiomyophaty
Infectious Diseases
Innate Immune System
Autophagy
Type II Diabetes Fatty Liver
Aging
Neurodegenerative Diseases
Cancer

4

Cómo Activar la Autofagia

ENTONCES, la gran pregunta es: ¿cuándo ocurre la autofagia? Bueno, se activa en todas las células, pero aumenta cuando estamos en una situación estresante, como cuando somos privados de nutrientes debido al ayuno o la inanición. La forma en que la activamos es haciendo que nuestro cuerpo lidie con esta clase de estrés. Dos métodos para hacer esto son ejercitarnos y restringir temporalmente nuestra ingesta de calorías. Como mencionamos en el capítulo anterior, esto está relacionado con factores beneficiosos para controlar el peso, la longevidad de nuestras vidas e inhibir la destrucción de las células que nos protegen contra las enfermedades relacionadas con la edad. Aquí hay un desglose extendido de cómo podemos activar la autofagia.

1. Ayuno.

Al analizar las dietas y los cambios en el estilo de vida que puede aprender a controlar, una de las cosas que querrá considerar al inducir la autofagia es el ayuno. Es una de las formas más efectivas de inducir la autofagia. El concepto de ayuno es bastante simple: no debe comer durante un cierto período de tiempo, aunque puede beber agua y ocasionalmente otros líquidos como té y café.

Una forma en que muchas personas han comenzado a ayunar recientemente es a través de lo que se denomina el "ayuno intermitente". Este es un tipo de ayuno que indica la restricción de la alimentación por un tiempo. Este ayuno intermitente puede hacerse en diferentes formas, que discutiremos más adelante en este libro. Principalmente, este es una ampliación del tipo de ayuno denominado Ayuno Alterno, que limita el consumo de alimentos a solo 4-8 horas en un día, haciendo que se ayune el resto del día.

Una de las grandes preguntas que puede tener en este momento es cuánto tiempo uno tiene que ayunar para iniciar la autofagia. Algunos estudios han sugerido que debemos ayunar entre veinticuatro y cuarenta y ocho horas para tener un efecto más fuerte en nuestros cuerpos. El problema con esto es que no siempre funciona para todos. Sería mejor comenzar más cerca de doce a treinta y seis horas a la vez.

Una forma ideal de comenzar es comer solo una o dos comidas al día en lugar de comer comidas más pequeñas y refrigerios durante todo el día. Si por lo general está terminando su día y tomando su última comida alrededor de las seis o siete de la tarde, considere intentar ayunar hasta las siete de la mañana siguiente. En los escenarios de ayuno más intensos, puede considerar ayunar hasta las once de la mañana o incluso las doce de la tarde.

También puede considerar ocasionalmente hacer un ayuno de dos a tres días, y extenderlo incluso más tiempo una vez que se haya adaptado al ayuno. Si está siguiendo el Ayuno Alterno, entonces restringirá su ingesta de calorías a alrededor de 500, pero luego ingerirá suficientes calorías que le harán sentir saciado en los días sin ayunar.

2. Considere la Dieta Cetogénica.

La dieta cetogénica (o ceto) es una dieta alta en grasas y baja en carbohidratos que funciona bien con el ayuno. Llamada KD para abreviar, se trata de tener alrededor del setenta y cinco por ciento o más de sus calorías diarias provenientes de la grasa, y menos del cinco al diez por ciento sus tus calorías provenientes de los carbohidratos. Esta dieta obliga a su cuerpo a realizar algunos cambios más importantes porque sus vías metabólicas cambian para que comience a utilizar la grasa de su cuerpo como combustible en lugar de la glucosa de los carbohidratos.

Algunos de los alimentos que querrá considerar si va en la ruta KD son alimentos integrales altos en grasa. Considere alimentos como nueces, semillas, aguacate, quesos fermentados, productos provenientes de animales alimentados con pasto, ghee, mantequilla de animales alimentados con pasto, huevos, aceite de oliva y aceite de coco. La respuesta de su cuerpo será fascinante. Comenzará a producir cuerpos cetónicos con factores de protección entre ellos. Algunas investigaciones implican que la cetosis puede ayudar a inducir la autofagia mediante la inanición, que también tiene funciones neuroprotectoras. Cabe señalar que estos son resultados principalmente obtenidos de investigaciones con animales, por lo que las conclusiones de los estudios todavía deben ser demostradas.

3. Ejercicio

Como mencionamos anteriormente, hacer ejercicio es un buen estrés que puede inducir la autofagia. Recientes hallazgos nos han dicho que el ejercicio ayuda a inducir la autofagia dentro de múltiples órganos que están involucrados en la regulación metabólica, como el tejido adiposo y páncreas, y el tejido hepático y muscular. La razón por la que el ejercicio se considera una forma de estrés es que descompone los tejidos y hace que se reparen y se vuelvan más fuertes una vez que han vuelto a crecer. Actualmente no sabemos la cantidad específica de ejercicio que se necesita para inducir la autofagia, pero la investigación implica que los entrenamientos más intensos son los más beneficiosos.

Para el tejido muscular cardíaco y esquelético, algunos expertos sugieren que tan solo 30 minutos de ejercicio pueden ser suficientes para inducir la autofagia. La pregunta más importante, sin embargo, es si puede hacer ejercicio mientras está en ayuno. Esto varía entre cada individuo. Algunas personas pueden hacerlo. Algunas personas descubren que son más enérgicas una vez que se adaptan al ayuno, lo que les da la motivación para hacer ejercicio.

4. Tomar un Ayuno de Proteínas

Un ayuno que puede considerar es el ayuno de proteínas. En este ayuno que realizará una o dos veces por semana, limitará las proteínas que ingiere entre quince y veinticinco gramos por día. Esto le dará a su cuerpo un día completo para reciclar las proteínas, lo que puede ayudar a disminuir las inflamaciones y limpiar las células sin que pierda masa muscular. La autofagia se desencadena cuando el cuerpo no tiene más remedio que alimentarse con sus propias toxinas y proteínas.

5. Realización de Entrenamientos en Intervalos de Alta Intensidad (HIIT para abreviar)

Los HIIT son una excelente manera de provocar la autofagia. Los ejercicios de alta intensidad crean un estado de estrés beneficioso en su cuerpo que ayuda a provocar cambios bioquímicos. Su cuerpo tendrá suficientes cargas de impacto para que sus músculos sean más resistentes, pero no tendrá suficientes cargas como para hacerle daño. Algunas investigaciones dicen que debe considerar hacer estos entrenamientos aproximadamente de veinte a treinta minutos por día para darle un impulso óptimo a su longevidad.

En este tipo de entrenamiento de "menos es más" para fomentar la autofagia, deberá considerar ejercicios de resistencia y levantamiento de pesas durante aproximadamente 30 minutos cada dos días. Esto es ideal para activar la autofagia. El objetivo aquí es obtener estrés crítico a corto plazo porque la autofagia funciona excelente con estrés en intervalos cortos.

6. No subestime el poder restaurador del sueño

No olvide que la autofagia aún ocurre mientras duerme. Considere la forma en que duerme. Existen algunos cuestionarios sobre periodos de sueño que pueden ayudarle a identificar qué tipo de personalidad para dormir tiene. Su personalidad de sueño tiene en cuenta cuánto tiempo duerme y en qué ciclos. Es crucial porque comprender su ciclo de sueño puede mejorar o arruinar su día. Esto puede ayudarle a que configure su cuerpo para activar la autofagia a través de sus ciclos de sueño y vigilia.

5

Ayuno de Agua Extendido

AYUNAR ES DIFÍCIL. Ayunar durante dos semanas o más es aún más difícil. Entonces, ¿por qué debería hacerlo? Solo un pequeño porcentaje de personas en el hemisferio occidental reciben ayuno en agua, y un porcentaje aún menor de personas lo hacen durante catorce días o más. La gran pregunta es, ¿por qué? Para algunas personas realmente no hay necesidad. Para la limpieza y la curación del cuerpo en nuestra vida diaria, el ayuno ocasional de siete a diez días, en combinación con una serie regular de ayunos más cortos como el ayuno de treinta y seis horas mantendrán su cuerpo en excelentes condiciones.

Dicho eso, si desea llegar al sector más profundo de la curación a través del ayuno, querrá acondicionarse para hacer un ayuno más prolongado. Por ejemplo, algunas enfermedades físicas particulares requieren más tiempo de limpieza y pueden ser consideradas incurables por la medicina moderna. Si bien siempre debe consultar a un médico, enfermedades tales como trastornos autoinmunes, tumores, hipertensión arterial crónica, esclerosis múltiple y diabetes tipo 2 se pueden tratar con ayunos prolongados con agua.

Del mismo modo, realizar un ayuno de agua prolongado puede ayudarle a limpiarse profundamente tanto física como mentalmente. Ayunar en este nivel suena casi mítico y trae a la mente algunas figuras del pasado de la civilización occidental como Moisés y Pitágoras. Ambos se purificaron durante cuarenta días, lo que, según cómo lo interprete, literalmente significará cuarenta días seguidos o simplemente un período muy prolongado. Algunas personas consideran que el cuerpo promedio almacena alrededor de 100,000 calorías dentro de él, y la mejor manera de aprovechar esa fuente de energía sería enseñarle a su cuerpo que estas calorías existen y las puede aprovechar. De esta forma, su cuerpo utilizará lo que tiene almacenado en lugar de anticiparse y esperar su próxima comida.

Con respecto al ayuno prolongado de agua, los que lo siguen han llegado a considerarlo como una "curación rápida", debido a cómo funciona el proceso. Por el bien de entender esto, describámoslo de una forma sencilla. Considere esto: su cuerpo, durante los primeros siete a diez días del ayuno, atraviesa lo que se denomina una "crisis de curación". Esta crisis de curación ocurre cuando los síntomas de enfermedades, daños y traumas más antiguos almacenados en su cuerpo comienzan a reemerger. La buena noticia es que este es también el momento en que su cuerpo comienza a expulsar todo ese daño. Este proceso inicial es similar a lo que sucede cuando amplía el ayuno aún más, con un objetivo de alrededor de catorce días. Al hacerlo, está pasando por enfermedades y daños que se encuentran profundamente ocultos en su cuerpo, lo que significa que va a realizar una limpieza aún más profunda. Esta segunda crisis de curación es para problemas más profundos incrustados en el cuerpo. ¡Pasa de limpiar las toxinas diarias de su cuerpo a eliminar las cosas que han estado allí por años!

Algunos ayunantes recomiendan que, para una mejor limpieza y, para aquellos que estén intentando eliminar problemas de salud serios de sus cuerpos, tanto de forma física como espiritual, que consideren ir aún más lejos dentro del tiempo de limpieza. Algunas personas que han estado haciéndolo por un tiempo han pasado por ayunos de veinte, treinta e incluso los cuarenta días bíblicos de moisés consumiendo solo agua. Estará pasando por las "crisis curativas" más profundas de su organismo y mente cuando haga esto, pero con el tiempo, estas crisis se volverán cada vez más difusas y débiles.

No todos pasan por una intensa "crisis de curación" cuando hacen un ayuno prolongado. En algunos casos, los síntomas de ciertas enfermedades o traumas personales son muy diversos. En estos escenarios, cuando no hay una indicación clara de en qué está trabajando su cuerpo, puede ser difícil determinar por cuánto tiempo debe ayunar. Esta es otra razón por la cual siempre debes hacer ayuno prolongado bajo la supervisión de un médico experto. Le impedirán sobrepasar las limitaciones nutricionales de su cuerpo porque, tan increíble como suene un ayuno prolongado, usted todavía estará empujando su cuerpo más allá de sus límites físicos previos.

Si avanza con su ayuno, sin duda vendrá el momento en que estará convirtiendo el proceso de ayuno en una inanición real. ¡No querrá llegar a este punto! Recuerde que una vez que su cuerpo haya agotado su almacenamiento de grasa; comenzará a consumir su tejido muscular y sus órganos internos. Esto tendrá el efecto opuesto y comenzará a causar daños en su cuerpo. Aquí es cuándo entrará en lo que se denomina hambre extrema. Notará que su cuerpo comenzará a sufrir calambres porque después de haber agotado la grasa de su cuerpo a través de la cetosis, eventualmente comenzará a necesitar otra forma de combustible que provenga de la glucosa. El problema es que su cuerpo comenzará a consumir sus músculos, dejándole con electrolitos agotados, que son las sales de sangre de su cuerpo. Esta es la razón por la cual debe hacer que su médico le haga exámenes de sangre mientras está en ayunas, especialmente si tiene antecedentes de problemas de presión arterial.

Si su cuerpo se siente cómodo con un ayuno de agua de 3 días y puede realizar el cambio a la cetosis sin problemas, tal vez sea hora de que considere hacer un ayuno de agua de siete a diez días. La razón es que en este punto verdaderamente deberá recurrir a la energía de sus células de grasa, cuando el proceso de desintoxicación realmente comenzará a afectar todo su cuerpo.

El proceso puede parecer más difícil en los primeros tres días, en comparación con el ayuno prolongado, y eso se debe a que su cuerpo está trabajando mucho durante los primeros tres días mientras comienza el ciclo de cetosis. Este es el momento en el que el "tanque de combustible" de su cuerpo se "está agotando". La buena noticia es que, desde el tercer día, la cetosis (y la autofagia) estarán mucho más activas y, por lo tanto, usted comenzará a sentirse lleno de energía. y más ligero. En este punto, su cuerpo puede sentir que está en modo de celebración, ya que no siente la presión de consumir alimentos a diario. El júbilo del momento puede incluso hacer que quiera dejar de comer en general. Pero eso definitivamente NO es lo que quiere hacer, especialmente porque la sensación no durará para siempre. Ayunar no significa que dejará de comer para siempre. Recuerde que sigue siendo humano y que su cuerpo necesitará alimentos eventualmente.

Su metabolismo comienza a establecerse al final del primer día, y su sistema digestivo finalmente apaga su función normal. La consecuencia es que muchos de sus dolores causados por el hambre tienden a calmarse durante este período. Deberá considerar lo que comerá en el período de transición tanto antes como después de un ayuno que dure más de tres días. Esto es importante porque lo último que desea es que su cuerpo cierre su sistema digestivo mientras todavía hay alimentos dentro de su cuerpo. La comida que no se procese se asentará dentro de su cuerpo y comenzará a pudrirse y, por lo tanto, le dejarán con más toxinas, lo que contrarresta por completo el motivo del proceso de ayuno. Considere que su sistema digestivo es como un oso que está en hibernación después del tercer día. No puede simplemente despertarlo y esperar que funcione como si nunca hubiera entrado en hibernación. Se necesita tiempo para que comience de nuevo, por lo que querrá comer porciones de alimentos más pequeñas y de fácil digestión. Lo último que debe hacer es pasar de no comer a dirigirse al McDonald's más cercano y obtener una gran comida de hamburguesas. Esto se sentirá en su estómago como si se hubiera tragado una roca gigante. Además de esto, el proceso digestivo llevará una eternidad porque recién se está despertando.

6

Ayuno Intermitente

LA INANICIÓN y el ayuno son dos entidades diferentes. La inanición es una privación completa y el ayuno es tomar el control de la regulación de los alimentos de su cuerpo. El ayuno se hace voluntariamente y se usa para crear un cuerpo y espíritu más sanos, entre otras cosas. Usted tiene comida disponible, pero básicamente está eligiendo no comer. Esto puede ser beneficioso para usted y puede hacerlo en cualquier período de tiempo. Puede pasar de pocas horas a días e incluso semanas. Puede comenzar un ayuno en cualquier momento, y también puede terminarlo a voluntad. Una vez más, todo se trata de control.

Hay algunas duraciones estándar para el ayuno, lo que depende principalmente del tipo de ayuno que esté haciendo. El ayuno, en general, no tiene una duración establecida. Puede ayunar entre la cena y el desayuno del día siguiente, que es aproximadamente de doce a catorce horas. Esto nos lleva a una discusión sobre el ayuno intermitente.

El ayuno intermitente antes que nada no es una dieta. Se enfoca más en el patrón de sus hábitos alimenticios. Es una forma de programar sus comidas para que obtenga el mayor beneficio de ellas. En otras palabras, esta forma de ayuno no cambia lo que come, sino que cambia cuando come.

Una de las cosas que hacen que este proceso de ayuno sea beneficioso es porque es una excelente forma de adelgazar sin seguir una de las dietas más locas que vemos aparecer cada año. En la mayoría de los casos, tratará de mantener sus calorías de la misma manera que al comienzo de este proceso de ayuno. Muchas personas comerán comidas más grandes durante un corto período de tiempo. ¡También es una excelente manera de mantener la masa muscular mientras intenta adelgazar!

Lo principal que mucha gente quiere al intentar este proceso de ayuno en particular es perder grasa corporal. El ayuno intermitente se ha convertido en una de las estrategias más directas para deshacerse del sobrepeso de nuestros cuerpos. Hacer dieta y tener una vida más saludable usualmente se ven como montañas enormes las cuales muchas personas tienen miedo a escalar. Por suerte, las dietas intermitentes hacen que sea realmente fácil porque los cambios que está realizando no se sienten noche y día.

Para entender cómo funciona el ayuno intermitente, veamos primero dos estados en los que vive su cuerpo: el estado de alimentación y el estado de ayuno. Cuando su cuerpo está en estado de alimentación, está comiendo, y su cuerpo está digiriendo y absorbiendo esa comida. En la mayoría de los casos, el ciclo comienza cuando comienza a comer y dura aproximadamente de tres a cinco horas porque está digiriendo y absorbiendo la comida. Su cuerpo tiene dificultades para quemar grasa en este estado. Sus niveles de insulina son altos en este estado y eso previene la quema de grasa.

Después de un período de tiempo determinado, su cuerpo entrará en un estado posterior a la absorción en el que ya no procesará su comida. Este estado puede durar de ocho a doce horas después de su última comida, y es entonces cuando llega a su estado de ayuno. Es más fácil para su cuerpo quemar grasa cuando está en este estado porque los niveles de insulina son bajos. Su cuerpo puede comenzar a quemar la grasa que ha sido inaccesible durante el estado de alimentación. Es raro que nuestros cuerpos permanezcan en el estado de quema de grasa porque no ingresamos al estado de ayuno hasta 12 horas después de nuestra última comida. Esta es la razón por la cual muchas personas han comenzado con ayunos intermitentes, y esta es la razón por la cual muchas de las personas que lo hacen no cambian sus hábitos alimenticios.

Para comenzar una dieta intermitente, es posible que desee comenzar tan pronto como se despierte. En lugar de desayunar, tomará un vaso de agua y luego comenzará el día. La belleza de esta forma de ayuno intermitente es que tendrá menos para cocinar porque comerá una comida menos al día.

El ayuno intermitente ayuda a restringir las calorías, que según algunos científicos pueden ayudar a prolongar su vida. Está enseñando a tu cuerpo, de alguna manera, a sobrevivir más porque se encuentra en una situación estresante cuando está ayunando. El ayuno intermitente ayuda a activar los mecanismos para extender la vida a través de la restricción de las calorías.

El ayuno intermitente es similar a la dieta porque es fácil de entender. Sin embargo, a diferencia de la dieta, no es difícil de ejecutar. Para el ayuno intermitente, básicamente estará sin alimentarse durante una parte específica del día. Puede omitir el desayuno, y para algunos, incluso el almuerzo, y luego podrá cenar con tranquilidad.

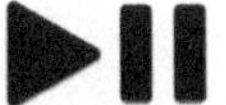

7

La Dieta para Simular el Ayuno

LA DIETA que simula el ayuno es rica en nutrientes y tiene una ventaja significativa en su salud al lago plazo. Lo que hace que imitar sea diferente, es que no se trata de un proceso de ayuno completo. Es una buena alternativa para aquellos que no están listos para saltar al extremo más profundo del ayuno. Para comprender mejor de qué se trata la dieta para simular el ayuno, repasemos la información general de este capítulo.

En esencia, la imitación del ayuno es una forma modificada de ayuno. Se diferencia de un ayuno tradicional porque todavía está consumiendo algo de alimentos. Todavía come, pero lo que come y las cantidades cambia, y esto es lo que produce algunos beneficios terapéuticos del ayuno sin el estrés y la ansiedad que conlleva el ayuno inicial. Esta dieta tiende a durar alrededor de cinco días, y sigue un protocolo cuidadoso que es bajo en proteínas, carbohidratos y calorías, pero también es alto en grasas. Su consumo de calorías se establece en alrededor del cuarenta por ciento de su consumo habitual. Esto permitirá que su cuerpo se mantenga nutrido a un nivel adecuado, lo que disminuye el estrés del ayuno normal porque todavía está recibiendo nutrientes y electrolitos. Obtiene lo mejor de ambos métodos, ya que puedes ayunar sin el estrés inicial pero aun así cosechar los beneficios. El problema es que no todos los cuerpos pueden manejar el enfoque de ayuno en agua. Aquí es donde entra la investigación del Dr. Longo.

Los beneficios han demostrado que puede reducir la incidencia de cáncer, proteger su cuerpo de la pérdida de densidad ósea, promover la neurogénesis, proteger al cuerpo de la quimiotoxicidad, estimular la producción de células madre, regenerar lo que se conoce como nuestras "células beta", que están vinculadas con Diabetes tipo 1 y tipo 2, ayuda a las neuronas que están relacionadas con la esclerosis múltiple y prolongan su vida. Vale la pena señalar que estas pruebas aún no se han realizado en humanos en un lapso prolongado; sin embargo, hubo un gran ensayo clínico que ayudó con algunos adultos sanos. Mostró que tres ciclos de la dieta fueron capaces de reducir los marcadores de enfermedades crónicas, reducir el colesterol, reducir la presión arterial y disminuir los niveles de proteína c reactiva, que es un marcador de inflamación, todo mientras se conserva la masa corporal magra.

El Dr. Valter Longo creó la dieta, y la investigación detrás de ella es bastante fascinante. Durante más de veinte años, el Dr. Longo y su equipo estudiaron lo que la ciencia llama "vías de detección de nutrientes" dentro de nuestras células. Al igual que la investigación que gira en torno a la autofagia, el trabajo del Dr. Longo también está vinculado con el envejecimiento, el cáncer y las enfermedades neurológicas asociadas con la edad. Los resultados de la investigación demostraron que existen beneficios para el ayuno, como tener una vida más prolongada debido a la destrucción y regeneración de las células e incluso ayuda a prevenir enfermedades terminales.

Si no se hace correctamente, el ayuno a largo plazo y la restricción de calorías pueden ser perjudiciales para su cuerpo. Esta es la razón por la cual imitar el ayuno es tan innovador. Es más efectivo y más seguro en este aspecto.

Se diferencia del ayuno tradicional en que el riesgo de que su cuerpo consuma sus músculos después de que alcanza un cierto nivel de inanición desaparece. No corre el riesgo de destruir su metabolismo. Básicamente, "engaña" a su cuerpo porque está reduciendo la ingesta calórica lo suficiente como para sentir que está en ayunas, por lo que activa la autofagia y obtiene la mayoría de los beneficios del ayuno tradicional.

Una parte de la investigación nos ha demostrado que los mejores resultados durante el proceso de imitación del ayuno se mostrarán después de cinco días o cuando su índice de cetona de glucosa caiga por debajo de 1.0. No necesita preocuparse, ya que incluso si lo hace durante tres a siete días, aún tendrá resultados beneficiosos. Se supone que debe repetir el proceso aproximadamente dos veces al año, y algunas personas incluso lo han hecho tan frecuentemente como una vez al mes. Aquí es donde pedir ayuda a un profesional médico será útil. Todos los cuerpos son diferentes, y su normalidad será diferente a la normal de otra persona.

Una cosa que puede hacer es medir ciertos biomarcadores. Esta es una buena manera de realizar un seguimiento de los resultados de su ayuno. También le mantendrá encaminado, en especial si es una persona visual y necesita un proceso estructurado para tener éxito. Puede hacerlo haciéndose exámenes de laboratorio antes y después del ayuno junto con la medición diaria de la glucosa en su sangre y las cetonas, además de controlar las fluctuaciones de su peso.

Una cosa que también puede querer hacer es ajustar su entorno para prepararse para el ayuno. Esto puede ser tan simple como informar a sus familiares y amigos con los que se pondrá en contacto durante este período sobre lo que se propone y por qué es importante que le apoyen. Además, algo útil que podría hacer es deshacerse de cualquier bocadillo dentro de su hogar y área de trabajo. La tentación puede no parecer que estará allí en un principio, pero créanme, una vez que está en medio del proceso de ayuno, esa barra de chocolate que guarda en su cajón parecerá un pase de oro hacia el cielo. Entonces, ¿por qué arriesgarse? Además, asegúrese de darse tiempo. Vivimos vidas ocupadas, y su cuerpo tendrá bastantes problemas al principio con el proceso de ayuno. A veces sentirá cansancio, así que asegúrese de darse tiempo para dormir. El sueño, además del agua, es la segunda parte más importante de este proceso. Asegúrese de tomarse un tiempo para hacer ejercicio, pero hágalo a un ritmo más lento. Llegará a un punto en el que podrá aumentar el ritmo, pero al principio debe comenzar de a poco. ¡Tiene que comenzar con pequeños pasos!

La dieta que imita el ayuno es un plan de alimentación de cinco días basado en vegetales. Se confunde continuamente con la Dieta cetogénica, pero es única. La dieta viene dentro de una caja. La caja contiene todo lo que necesitará para los cinco días de ayuno. Lo que obtiene es una bebida energética, aceite de algas, aceitunas, galletas de col rizada, té, barras de nueces y algunos sobres de sopa. La dieta en sí misma contiene una cantidad medida de ingesta de calorías que comienza con 1,110 para el primer día y se reduce a 800-700 para el resto de los días.

Para aquellos que estén interesados en comenzar la dieta y obtener una caja, pueden hacerlo yendo al sitio principal de Prolon en ProlonFMD.com.

Algunas personas han decidido ir por su cuenta en cuanto a hacer el ayuno, lo que significa que no utilizan la ruta de Prolon. Algunas personas que están comenzando el ayuno dicen que es más fácil ingresar al ayuno comiendo calorías ligeramente más altas el primer día del ayuno. Muchos estiman alrededor del cincuenta por ciento de su consumo total. Luego lo reducen a alrededor de treinta y cinco a cuarenta por ciento de la suma de la ingesta calórica completa. Si prueba esto, querrá seguir con los porcentajes. Además, considere cómo y cuándo comerá durante el día. También querrá consumir cosas que sean fácilmente digeribles, y querrá asegurarse de comerlas en cantidades más pequeñas. ¡Su estómago se lo agradecerá!

La buena noticia es que para los que beben café y té, generalmente podrán tomar una taza de té o café por día, pero no es necesario para aquellos que no quieran tomar ninguna de estas bebidas. Lo que tendrá que asegurarse de no hacer es agregar cosas como azúcar, crema y cosas por el estilo. Algunas personas sugieren usar aceite de coco, pero asegúrese de factorizarlo en su ingesta calórica.

Una de las cosas que querrá tener en cuenta es usar algunos suplementos de apoyo durante tu ayuno. Le ayudarán a facilitar tu camino hacia el ayuno y le proporcionarán nutrientes adicionales durante su ayuno. Considere algo como el magnesio y la sal, que son electrolitos ideales. Lo ayudarán a reabastecer su energía. Algunos ayunantes utilizan pastillas de hígado de animales alimentados con pasto ya que les ayudan a obtener micronutrientes necesarios. Los BCAA o aminoácidos de cadena ramificada le ayudarán a prevenir la pérdida de tejido magro. El polvo verde es ideal para agregar los micronutrientes necesarios. Los suplementos de Omega 3 también son de ayuda, así que considere obtenerlos del aceite de hígado de bacalao o del aceite de algas.

En general, imitar el ayuno es una excelente manera de obtener los beneficios del ayuno sin poner tanto estrés en su cuerpo. Estará haciendo todo el proceso del ayuno, pero aún recibirá una forma de nutrición y comida. A medida que avance, recuerde estas tres cosas: sea amable con su cuerpo y si las cosas parecen ir hacia una forma no deseada, no dude en detenerse; ajuste su entorno para que esté orientado para el éxito de su ayuno; mantenga contabilizadas las calorías que consume y use los suplementos correctos para mantenerse dentro de la cetosis.

La Pérdida de Peso Causada por la Autofagia

La Pérdida de Peso Causada por la Autofagia

AHORA QUE HEMOS EXPLORADO el mundo de la autofagia veamos más de cerca cómo usarla para perder peso. Para usar el poder de la autofagia, va a tener que seguir una forma de ayuno. Para aquellos que están empezando, recomendamos encarecidamente el método del ayuno intermitente. Podrá comer una dieta bien pensada dentro de un marco de tiempo particular todos los días, y durante el resto del día, estará en ayuno para que su cuerpo queme la grasa. Aquellos que han usado la autofagia para perder peso a veces toman dietas altas en grasas durante aproximadamente 8 horas, mientras que, para las 16 horas restantes, el metabolismo comienza a descomponer y a quemar lo que consumieron. Esto le ayudará a encaminarse hacia la figura que siempre ha querido.

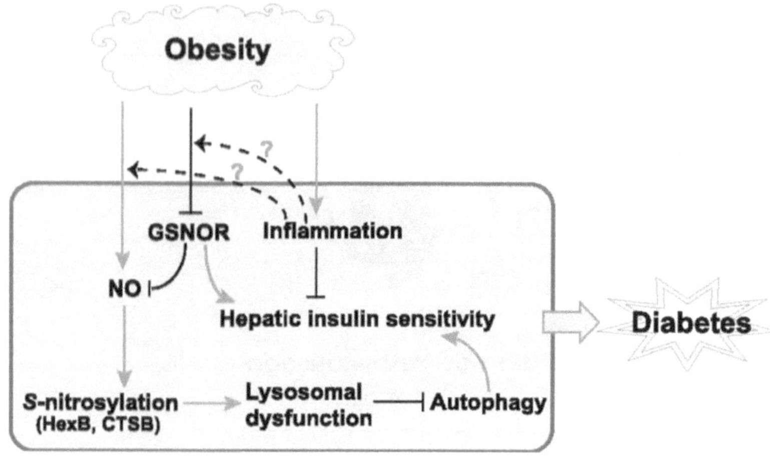

Sin embargo, como hemos mencionado una y otra vez, esto no es algo que uno debe hacer por su cuenta y sin ayuda. Tendrá que investigar bastante. Este libro ya le ha dado un gran comienzo para eso. Busque a un experto que le ayude a hacer otras cosas, como planificar sus comidas, establecer qué horas estará ayunando (lo que dependerá de su trabajo y estilo de vida), qué ejercicios funcionan para usted y qué tipo de dieta deberá seguir. También querrá asegurarse de que está bebiendo suficiente agua. Escuchamos todo el tiempo que tenemos que beber más agua, pero es cierto, esto es importante, especialmente cuando está en ayuno y desea perder peso. Querrá hablar con un experto sobre la cantidad de agua que su cuerpo necesitará para mantener activa la autofagia. Recuerde esto: si no está bebiendo suficiente agua, su cuerpo no eliminará las toxinas que tiene internas. Entonces le estará haciendo aún más daño a su cuerpo y obstaculizará aún más su progreso.

Dicho todo esto, vaya a tomarse un vaso de agua, y siéntese a leer las siguientes historias recopiladas en línea de personas como usted que han entrado en el mundo de la autofagia. Estas personas han aprendido los beneficios de la autofagia y decidieron compartirlos con el mundo. ¡Lea estas inspiradoras historias y comience dando ese gran paso hoy!

———

DE *MEDIUM.COM/PERSONAL growth*:

"Hola 👋 😄 Mi nombre es Sumaya y gracias al Ayuno Intermitente en 7.5 meses he bajado 50 libras, 10.5% en grasa corporal y 40 pulgadas alrededor de mi cuerpo. Estos resultados son completamente el resultado del Ayuno Intermitente, ya que no pude hacer ejercicio durante los primeros meses debido a una fractura del pie.

Después de la universidad, pasé al menos 5 años en la categoría de sobrepeso (gracias a los malos hábitos, viajar y salir a comer) antes de pasar otros 5 o más años en la categoría de obesidad (gracias al estrés, quedarme despierta hasta tarde en la noche e incluso a trabajar y viajar demasiado). Ahora estoy oficialmente en la categoría de peso normal (de acuerdo con mi IMC).

Intenté todo, desde Jenny Craig/Weight Watchers hasta ir al gimnasio 4-5 veces a la semana y preparar comidas semanales. Si bien veía algunos resultados, finalmente no podía seguir el ritmo, y luego recaía en el sobrepeso. El Ayuno Intermitente ha sido la forma más simple y manejable que he encontrado para mejorar mi salud (y mantenerla).

Esta publicación está dedicada a mis amigos, (y los amigos de amigos) que han estado siguiendo el recorrido de mi salud desde Facebook, Snapchat o Instagram y me han preguntado cómo empezar. Debido al interés de miles de personas (¡Lo que me parece increíble!), he decidido compartir esta información de manera más pública."

Nota: Para seguir el bosquejo y consejos de Sumaya con más profundidad, por favor ingrese a este enlace. Ella tiene información acerca del Ayuno Intermitente creada de una forma amigable y fácil de entender. Miremos su diario de progreso en línea para ver cómo le funcionó. Ella señala que usó la Escala digital Weight Gurus con una aplicación de seguimiento en su teléfono inteligente. Esa escala en particular le permitió medir su peso, grasa corporal y masa muscular. La aplicación es gratuita y le mostró las tendencias en su pérdida de peso. Le permitió dividir sus objetivos generales en objetivos más pequeños. Esto la ayudó a predecir, en función de su índice de pérdida de peso actual, en qué punto alcanzaría sus objetivos. Su estilo elegido de ayuno intermitente fue lo que se llama el "estilo 4". Esto significa que, durante la semana, comía durante 4 días y ayunaba los 3 días restantes.

ASÍ ES COMO ella estableció su agenda:

"DOMINGO: Día de Comer // Me alimento como siempre lo haría a lo largo del día, y comienzo mi ayuno a las 9 pm (esto significa que dejo de comer o de tomar cualquier cosa con calorías).

LUNES: Día de ayuno // en los días de ayuno, solo tomo café, té, bebidas sin calorías y agua (El agua con gas saborizada como ha sido increíble durante mi ayuno). Agrego un poco en mi café, y esas son las únicas calorías que yo consumo en los días de ayuno. Si/cuando siento dolores de hambre en los días de ayuno, tomo una botella/lata de agua con gas, y eso me ayuda a superar el día.

MARTES: Día de Comer // Rompo mi ayuno a las 9 a.m. Me alimento como siempre lo haría a lo largo del día. Las calorías totales que ingiero se encuentran dentro de mi rango TDEE (gasto de energía total diario). Uso esta herramienta para calcular mi TDEE: https://tdeecalculator.net/index.php. Comienzo mi ayuno de nuevo a las 9pm.

MIÉRCOLES: Día de ayuno // Igual que el lunes.

JUEVES: Día de comer // Igual que el martes.

VIERNES: Día de ayuno // Igual que el lunes y el miércoles.

SÁBADO: Día de comer// Lo mismo que martes y jueves.

DOMINGO: Día de comer // Igual que el martes, jueves y sábado.

En resumen: Lunes, miércoles y Viernes = Días de ayuno, Martes, Jueves, Viernes, Sábado y Domingo = Días de comer. Repita cada semana, y verá y sentirá la diferencia."

Para aquellos que no son fan de su estilo rápido, ella también proporciona un bosquejo más detallado de cómo son sus días:

"Comienzo mi ayuno a las 9 PM y termino el día siguiente a las 9 AM, pero estos horarios también se pueden cambiarse. Algunos de mis amigos prefieren comenzar a las 7 PM / 7 AM, 8 AM / 8 PM, etc. para acomodar mejor su horario de trabajo/familia.

He descubierto que los ayunos de estilo 4:3 han funcionado bien para mis amigos y para mí en función de nuestro horario de trabajo/vida y nuestros objetivos personales de salud. Me gusta que los ayunos de día completo se sientan como un interruptor de encendido / apagado: no pienso en comer en los días de ayuno y en los días de comer, si como demás, no me siento culpable (ya que estoy comiendo en un déficit durante la semana). Encuentro más manejable reducir mis calorías en una semana (usando el estilo 4:3 del Ayuno) en lugar de todos los días (tratando de comer menos diariamente)."

"En los Días de Ayuno:

Tener agua a mano (especialmente agua con gas como La Croix) ayuda mucho

Permita que las personas que ve a menudo (amigos, familiares, colegas) sepan que está experimentando con una dieta de Ayuno Intermitente. Le sorprenderá la cantidad de personas que le ayudarán con su horario, le darán apoyo y se interesarán en su ayuno.

Si necesita ayuda para pasar un día de ayuno, puede comer hasta 500 calorías sin que técnicamente dañe su ayuno. Las 500 calorías se pueden comer, como una forma de pasar los primeros días de ayuno. Después de la segunda semana, no debería necesitarlas.

Si por alguna razón necesita romper su ayuno (y comer más de 500+ calorías), cuente ese día como un día de comer y consuma el valor de calorías de su día completo (su TDEE). No intente ayunar al día siguiente y siga su horario semanal."

"En los Días de Comer:

Descubrí que consumir mucha proteína, especialmente durante las comidas del almuerzo y la cena, me mantiene más satisfecha en mis días de ayuno.

Es muy importante COMER el total de sus calorías ya que está comiendo con déficit en sus días de ayuno. No se salte las comidas o trate de comer menos de lo debido".

"El ayuno intermitente puede ser un desafío, especialmente al principio, por lo que es importante contar con apoyo desde el principio. Soy afortunada de que mi hermana, mi hermano y mis buenos amigos me estén ayudando con el ayuno (lo que hace que el estilo de vida sea más fácil).

¡Le animo a ayunar con un amigo, familiar o inclusive un colega para que puedan experimentar la experiencia juntos!"

Lo que nos cuenta Sumaya es que el ayuno e inicialmente la autofagia no es tan complicado como muchas personas podrían suponer. Ella resume la forma en que ayunó con éxito para que cualquiera pueda imitarla.

COMPROMETERSE con nuestros objetivos es difícil si andamos solos. Todos queremos compartir parte de nosotros mismos con los demás porque nos recuerda que somos humanos. Una manera significativa de compartir partes de nosotros mismos es a través de nuestras historias. ¿Por qué son tan importantes para nosotros? Bueno, deseamos saber que otras personas están lidiando con lo que estamos enfrentando. Queremos expresarnos. Tenemos dificultades que surgen en nuestras vidas. Nos apegamos a estas historias, ya sean felices, tristes e incluso llenas de dolor. Se convierten en partes esenciales de nuestros mundos.

Contar nuestras historias es solo el comienzo. Las contamos para liberarnos de ellas y para verlas crecer y evolucionar en nuestras mentes. Compartimos nuestras historias para poder trascender. Queremos aprender sobre nuestra historia como humanos, y muchos de nosotros esperamos que de alguna manera podamos hacer una diferencia en el mundo con nuestras historias. Escuchamos otras historias para ampliar nuestras perspectivas. Queremos ver más allá de los horizontes de nuestras mentes. Queremos actuar más allá de una historia porque cuando está atrapada en nuestra mente, estará bloqueada allí, haciendo que seamos prisioneros en nuestras propias mentes. Metafóricamente hablando, las historias dejan que nuestro espíritu respire cuando por fin podemos abrir nuestra caja y dejar que nuestros sentimientos broten.

Contar estas historias también ayuda a beneficiar a las generaciones futuras. En este momento, estamos viviendo en la era de la tecnología donde podemos conectarnos con muchas personas de todo el mundo. Es fácil para cualquiera hacer que sus palabras lleguen a todo el mundo. Las palabras son lo que necesitábamos cuando estábamos aprendiendo sobre la autofagia por primera vez. Palabras que necesitas para inspirarte para comenzar a ayunar hoy. Además, incluso mientras escribimos esto, me estoy convirtiendo en parte del futuro, pero seré parte del pasado cuando estés leyendo esto. Nuestras historias son lo que conecta el presente y el pasado con el futuro. A pesar de lo intenso que suene, compartir nuestras historias y aprender de ellas es una forma noble de honrar a quienes han puesto los cimientos para comprender la autofagia juntos. Dejar esta marca es una forma de iluminar a los que vendrán después de nosotros.

¡Todos tenemos muchas historias dentro de nosotros e historias aún más poderosas para contar en el futuro, especialmente después de que la autofagia y el ayuno han cambiado nuestras vidas!

Las siguientes historias pretenden ser tranquilizadoras y le ayudarán a beneficiarse de la sabiduría de otras personas que han pasado por su camino. Este intercambio, el que separa al lector de los escritores, puede ser muy impactante porque, como alguien que está comenzando, tal vez sienta que necesita ayuda y guía de alguien real, lo que es algo que va más allá de una simple "charla científica". La palabra clave para hacer un cambio tan grande es la "resiliencia". Esta se fortalece con la comprensión de que todos somos aprendices y expertos en los diversos caminos de la vida. Todos tenemos algo para compartir el uno con el otro. La resiliencia y el cambio surgieron cuando comenzamos a comprender que las palabras (y los pensamientos) pueden tener poder en ellos. Usualmente olvidamos este poder, y es una de las razones por las cuales escuchar las historias de otros desde sus corazones tiende a verse como algo poco apreciado.

Tal vez aprenda más sobre la autofagia y sobre usted después de leer estas narraciones. Tal vez aclararán algunas de las ideas científicas más complicadas que hemos analizado en este libro. Muchas personas que han hablado de hacer cambios en su estilo de vida en esta escala han dicho una y otra vez que detenerse a contar su historia y leer las historias de los demás es un excelente recordatorio de a dónde quieren llegar. Es tan fácil desviarse del camino proverbial.

Con todo esto en mente, puede comenzar a leer las siguientes historias directamente de los escritores en busca de inspiración y piense en cómo su historia también será añadida aquí pronto para que todos la puedan leer.

————

DE: *www.ginstephens.com/success-stories.html*

¡Kim y Ryan Smith compartieron su historia de éxito!

"La respuesta más común que recibimos de los demás es que no pueden creer en nuestra transformación, que somos irreconocibles y que no nos parecemos a las mismas personas.

No nos sentimos como las mismas personas, tampoco. Hemos perdido más de 200 libras. Después de luchar con la comida durante décadas (él desde la infancia, yo desde la mitad de los 20), finalmente somos LIBRES. Hemos ganado y perdido peso. Hemos probado numerosas dietas, por separado y juntos. Luchamos. Nos sentimos privados. Perdimos la esperanza de que hubiera una mejor manera. Durante nuestro matrimonio de 15 años, lidiamos con un montón de cambios en nuestra familia, nuestras finanzas y nuestras carreras. La alimentación disfuncional se convirtió en la única constante estable en el centro de nuestras vidas.

Encontré el libro de Gin, Delay, "Do not Deny", en mayo del 2017, en un momento en que Ryan y yo seguíamos dos dietas separadas, a través de las cuales ambos habíamos perdido una buena cantidad de peso. A esto la llamo nuestra "lucha semi-exitosa", porque a pesar de que estas dietas le quitaron el peso a nuestros cuerpos, todavía estábamos lidiando con antojos, "trampas" y, finalmente, una vez más comenzábamos a recuperar nuestro peso. Cuando leímos el libro y comenzamos con el ayuno, todo cambió. El ayuno fue increíble, nuestra comida era deliciosa y podíamos comer lo que queríamos. Comer en el mismo patrón nos ayudó a alinearnos de muchas maneras. El peso restante se desvaneció en solo meses y mantenerlo ahora se siente natural. Solo retrasamos lo que comemos, pero no nos negamos nada.

Ahora vivimos una vida donde la lucha se ha ido. Los cambios en nosotros trascienden en gran medida lo físico. La paz y la alegría han reemplazado el miedo y la angustia, realmente nos sentimos libres. Todo sobre nuestro estilo de vida ahora: el tiempo y el dinero que hemos ahorrado, la libertad de los antojos, la capacidad de comer de manera intuitiva y disfrutar cada bocado de comida, todo parece demasiado bueno para ser verdad. Pero no lo es, es cierto, es real, y está disponible para todos los que adopten el estilo de vida del Ayuno Intermitente. Agradezco a Gin y la considero una verdadera mentora, no solo con la pérdida de peso, sino también con nuestro nuevo objetivo de escribir un libro para contar esta historia de transformación. Puede seguir nuestro progreso en fastingfeastingfreedom.com. ¡Les deseo a todos un feliz y saludable viaje a través del ayuno!"

¡Aquí está la historia de éxito de Amber en Indiana!

"Comencé a subir de peso lentamente hace unos 10 años. Lo atribuyo a un momento de estrés extremo que me hizo dejar de cuidarme físicamente. Antes de esto, siempre había sido lo que la mayoría consideraría como delgada. Pasaron algunos años antes de que el aumento de peso se volviera visible para los demás, e incluso entonces, la mayoría no lo habría considerado extremo. No fue hasta el año 2015 que realmente se hizo notable.

Sin embargo, racionalicé mi ganancia de peso y me consolé comparándome con los demás. En ocasiones, me encontraba con una imagen que no podía tirar, y me enfrentaba a la verdad. Pasé de usar tallas 4-6 a usar 12-14 gracias a mi aumento de peso. Ya ni siquiera tenía idea de cuánto pesaba, ya que mi báscula se había roto hacía años y nunca la había reemplazado.

En el verano de 2017 hice un viaje a Bed Bath and Beyond, y por un capricho, decidí pesarme en una balanza que conseguí. Antes de hacerlo, supuse que, debido a mi altura, mi peso estaría en el rango de las 160 libras. Sabía que no era genial, pero en mi opinión, podía justificarlo. Entonces, pisé la báscula y decía 188.8 libras. Me paré en la tienda frente a otras dos mujeres y lloré.

En un momento de claridad, decidí juntar dinero y comprar una báscula. Me fui a casa sintiéndome terrible. "¿Cómo pudo pasar esto? ¿Cuándo sucedió esto? Sin embargo, ya sabía la respuesta a ambas preguntas. Yo era la culpable de todo.

Al día siguiente, me levanté y resolví solucionar el problema que había creado. Yo era la única capaz de salir de esa situación. Empecé mirando lo que comía, caminando todos los días y centrándome en las grasas saludables y en controlar mis porciones. No pasó mucho tiempo después de que comencé un entrenamiento HIIT tres veces por semana. Perdí peso con este enfoque, pero sucedió algo extraño ... Descubrí que cuando me levantaba por la mañana ya no quería desayunar. De hecho, me molestaba que me dijeran que debía hacerlo.

En algún punto de mi feed de Facebook, comencé a obtener información sobre el ayuno intermitente de varias fuentes. Una que recuerdo sugería que las mujeres deben ayunar de 12 a 14 horas para luego tener su primera comida. Comencé a hacerlo por un tiempo y me sentí muy bien haciéndolo.

No fue sino hasta noviembre de 2017 que *"Delay, Do not Deny: Intermittent Fasting Support"* apareció en mi feed de Facebook. Estaba intrigada y me uní al grupo. En solo unos pocos días ya había comprado el libro y lo había leído en una tarde. Nunca miré hacia atrás desde entonces.

Comenzando en noviembre, comencé a ayunar 16 horas al día. Rápidamente, en un par de semanas fui comencé con la dieta 19:5 y poco después comencé con la dieta Una Comida al Día (o por sus siglas en inglés, OMAD). Me sentía tan natural y libre. A mediados de diciembre de 2017, mi esposo se unió a mí en la dieta OMAD, y todavía seguimos la dieta OMAD hasta la fecha.

Antes del Ayuno Intermitente había perdido 19 libras. Desde que comencé el Ayuno Intermitente a principios de noviembre de 2017, he perdido 31 libras adicionales para un total de 50. Mi esposo ha perdido 30 en ese tiempo. Además de la pérdida de peso, ambos tenemos una vida renovada y nos apreciamos mucho más. Ya no tengo que elegir mi ropa según lo que necesito ocultar, sino más bien lo que debo mostrar. A los 48, eso es un ÉXITO definitivo. :) Mi esposo ha descubierto que tiene mayor resistencia para su trabajo físicamente exigente de constructor, inclusive a sus 57 años de edad.

Ninguno de nosotros planea volver a comer como lo hacíamos antes.

El ayuno intermitente es ahora nuestro estilo de vida.

¡Gracias, Gin por hacer que esto sea accesible y fácil de entender! 🤍"

¡Aquí está la historia de éxito de Alex Boss!

"Yo era uno de esos niños que podían comer todo lo que quisieran y seguir siendo delgaduchos (en vez de eso crecía hasta que finalmente alcancé 6 '4"). También estuve en muchos deportes (natación, tenis, fútbol). En mis 20 años, iba en bicicleta al trabajo todos los días (más de 100 millas por semana), lo que significaba que subir de peso nunca fue un problema para mí. Estaba acostumbrado a comer lo que me gustaba y todo lo que quería y aún ser delgado, pero cuando tenía 30 años cuando nació mi hijo, me di cuenta de me cansaba demasiado ir al trabajo en bicicleta, comía bocadillos azucarados solo para animarme para la tarde (lo que por supuesto significaba que me decaía una hora más tarde y recurría a más tentempiés con mucha azúcar ...). Lentamente subí de peso, pero luego tomé medidas (no seguí comiendo meriendas poco saludables en el trabajo) y lentamente comencé a perder peso, hasta que mi hija nació. De nuevo, las noches de insomnio con la bebé causaron que tuviera una alimentación terrible, comía para mantenerme despierto en el trabajo y siempre estaba muy cansado, sin energía, y sin tiempo libre para hacer ejercicio. Así fue como subí de peso. Siempre había tenido un peso medio de entre 85 kg y 88 kg (187-195 lbs.), sin embargo, gracias a estos problemas de alimentación había aumentado a 93 kg (205 lbs). No era algo excesivo, pero sentía que no tenía control. Mis muslos comenzaron a frotarse mientras caminaba. Pensé que no había forma de "retroceder". Nunca había estado a dieta en mi vida, y todo lo que había oído me decía que "las dietas no funcionaban". La gente me decía que aumentar de peso era algo normal al envejecer, que, a medida que tu metabolismo se ralentiza, el peso comienza a subir ... pero así no es como me veo, y así no es como quiero ser. Sin embargo ¿qué podría hacer?

Tengo un título en biología, así que comencé a leer sobre la biomecánica de la pérdida de peso. Leí sobre lo difícil que es y por qué las personas no pueden seguir las dietas: leí mucho sobre el metabolismo y el azúcar, las dietas cetogénicas, y luego sobre la resistencia a la insulina y el ayuno ... Vi documentales y videos de YouTube, que luego me llevaron a videos sobre el ayuno y sus beneficios. Fue entonces cuando encontré el ayuno intermitente; todavía podía comer durante 8 horas al día y aun así perder peso, desarrollar músculo, sanar mi cuerpo y detener la montaña rusa de azúcar con la que estaba viviendo. ¡Parecía demasiado bueno para ser verdad! Comencé lentamente, solo saltándome el desayuno y tomando café, luego almorzaba a las 12 y comía normalmente, y finalmente cenaba a las 8pm. En los primeros meses tuve días difíciles y días fáciles, sin embargo, mientras más avanzaba en la dieta más fácil me resultaba (además de que por fin aprendía a amar el café sin leche) y más la disfrutaba. Finalmente, me encontré con el podcast de Gin y Melanie (www.ifpodcast.com) y luego el libro de Gin y sus grupos de apoyo.

Actualmente como dos comidas al día, por lo general en

un período de 8 horas, y algunas veces de tan solo 5 horas. Tener la sensación de estar en cetosis sabiendo que tengo el control de mi peso, y sabiendo que voy a comer una gran comida satisfactoria después fue algo excelente para mí. 'Y sigo comiendo pan, cerveza, pizza, chocolate, helados, hamburguesas, filetes, queso, pasta, tocino! Sin embargo, mientras más avanzaba en la dieta, menor era la cantidad de comía que deseaba, además que comenzaron a parecerme más apetitosos los alimentos saludables. Ahora tengo año y medio haciendo Ayuno Intermitente todos los días (la mayoría de los días). Ahora estoy más delgado que nunca en mi vida adulta (82kg). Tengo el control de mi peso y me encanta esta manera de comer. ¡Es muy simple de aplicar y ahora adoro el café solo! Me inscribí para un triatlón en agosto y estoy aprendiendo a ser un atleta adaptado a la grasa.

Tengo cada vez más ganas de seguir avanzando así con mi vida, disfrutar de lo que quiero y estar en buena forma con facilidad. Todo es muy simple: ¡Demora, no lo niegues!"

¡Kela de Carolina del Sur También Compartió su Historia de Éxito!

"¡¡¡¡Lo hice!!!! Hoy es mi 365° día de Ayuno Intermitente y la primera vez en mi vida he tenido la fuerza de voluntad para centrarme en mi propia salud y felicidad.

Mido 5'9 "y siempre he sido "de huesos grandes", con un IMC de obesidad. Mi peso más alto fue de 192 libras en octubre de 2016, y he perdido menos de 20 libras desde que empecé el Ayuno Intermitente hace un año. Siempre he pesado "mucho", pero eso no justifica tener sobrepeso, por lo que he estado dedicada al Ayuno Intermitente desde el primer día. Para muchos, esa pequeña cantidad de pérdida sería una razón para dejarlo.

He pasado la mayor parte de mi vida pesando un poco más de lo que peso ahora. Cuando comencé con el Ayuno Intermitente, utilizaba jeans de talla 10. El verano pasado tuve que cambiar mi guardarropa porque pasé a ser talla 8. Tuve que comprar ropa interior más pequeña por primera vez en mi vida adulta. Mis viejas camisetas son demasiado grandes para mí por primera vez en mi vida adulta. Ese bikini de hilo que compré como una broma ... bueno, es demasiado grande. He corrido varias carreras en los últimos años, y todos mis pantalones cortos/camisetas son demasiado grandes. Estoy a punto de comprometerme a poder llegar a utilizar jeans talla 6 ... pero aún no. Ya no soy la chica que es "grande" para todo. Peso menos de lo que dice en mi licencia de conducir ... y todos sabemos que eso ya desde el principio es una mentira. Ya no soy la persona "más grande" cuando estoy en un grupo de personas. Si eso te ha pasado, ya sabrás entonces lo doloroso que es. El Ayuno Intermitente ha sanado algunos de los aspectos autoinmunes de mi hipotiroidismo. ¡Realmente me veo más joven! Es por eso que no renuncio. Es por eso que confío en el proceso.

Realmente como lo que quiera durante esa ventana de tiempo permitida. Soy REALMENTE buena para retrasar, sabiendo que no tengo que negar nada. Durante la semana laboral, me apego a la dieta OMAD. Durante los fines de semana, tengo más de una ventana para comer. Estas vacaciones salí y me apegué a la ventana de tiempo que tenía para comer y no aumenté nada de peso.

Fuimos a Disney por una semana donde extendí un poco lo que comía y no tuve ningún aumento de peso. Esta temporada de vacaciones ha sido la más relajada que he tenido este año y las dos libras que gané (y las perderé al final de la semana) merecieron la pena. Esta flexibilidad y no restringir lo que como ha sido lo que me ha ayudado a tener éxito. Estoy segura de que podría perder más peso con más restricciones, pero seguramente me habría rendido hace mucho tiempo. Además, la gente no ve mi peso, pero ciertamente ven mi figura. Si solo mi cara se llevara bien con el programa y adelgazara ...

Mis preferencias alimenticias definitivamente han sido el mayor cambio desde el inicio del Ayuno Intermitente. No me opongo los pasteles y los dulces, pero no soy tan dependiente del azúcar como lo fui antes. Solía tener la NECESIDAD de algo dulce después de comer, o comenzaba a temblar. Luché con la hipoglucemia de forma regular ... pero no he tenido que luchar ni una vez en los últimos 365 días, incluso cuando doné sangre. Anhelo verduras y proteínas de calidad. Empecé a comer/anhelar quesos reales y de calidad por primera vez en mi vida. La idea de gastar mi única comida en comida rápida, comidas en caja o sándwiches baratos hiere mi alma. Cuando quiero dulces, gravito hacia un sabor específico en lugar de cualquier cosa en la despensa. A pesar de haberlo intentado todo, no he podido adaptarme al café solo, así que me abro un poco todos los días tomando una taza de café dulce y cremoso, como mi pequeño premio diario.

Se que este comentario es largo, pero espero que ayude a otros a mantener el rumbo. He visto la dieta de mi madre desde el día en que nací. Crecí sin saber nunca cómo comer sin aderezos para ensaladas o refrescos dietéticos.

Nunca entendí por qué no podía amarse a sí misma y ver su propia belleza, de la misma manera, la amaba y pensaba que era hermosa. Luego me convertí en mamá, y mis pequeños le hicieron a mi cuerpo lo que le hice a ella. Se hizo muy difícil sentirme digna y adorable. Incursioné en Weight Watchers, conté calorías una vez y tomé una píldora de dieta (no gracias), pero nunca pude comprometerme porque sabía que no funcionaban. Había visto a mi madre perder, ganar, perder y ganar peso toda mi infancia. Ella tiene la fuerza de voluntad del acero, y sabía que yo no podría medirme. Pero esto ... ESTO FUNCIONA. Tal vez no he perdido mucho peso, pero he sanado un cuerpo roto y he remendado un alma muy dañada. Puedo decir, sin lugar a dudas que el Ayuno Intermitente permanecerá conmigo por el resto de mi vida.

¡Sarah Morley también tiene una historia de éxito!

"Encontré la página de Facebook de Delay, Do not Deny cuando comencé a buscar ayuno intermitente en julio de 2017. Cada vez me resultaba más difícil mantener el peso, a pesar de que comía de forma bastante sana y corría dos veces por semana. Seguí para comprar el libro de Gin, y simplemente tenía mucho sentido. Empecé a hacer 16:8 a fines de julio, justo antes de irme de vacaciones durante dos semanas. La semana antes de mis vacaciones bajé aproximadamente 4 libras. Hice un poco de Ayuno Intermitente en vacaciones y cuando regresé comencé a hacer 20:4 todos los días. Durante septiembre, traté de seguir una dieta LCHF (baja en grasas y alta en carbohidratos) y luego comencé a agregar más carbohidratos a mi dieta. He estado perdiendo peso constantemente, y mis medidas disminuyen cada semana. Cuando comencé a investigar el Ayuno Intermitente era una talla 14 y ahora en diciembre soy talla 10. Perdí 16 libras hasta la fecha y se siente genial. El apoyo del grupo de Facebook ha sido inmenso y ver a tantas personas que han tenido éxito me mantiene motivada. Empecé a entrenar con pesas en la parte superior de mi cuerpo durante los últimos cuatro meses, solo dos veces por semana y me encanta. A menudo hago ejercicio en ayunas, y puedo ver que mis brazos se están formando y obteniendo definición muscular. No puedo creer lo fácil que es esta forma de vida y gracias a Gin por todo su apoyo, conocimiento y aliento. Presenté a mi esposo y mi hermana el Ayuno Intermitente y están teniendo un gran éxito. Amo la libertad que me da, y ya no me siento culpable por las comidas que me encanta comer. Tengo 47 años, y he vuelto a estar en mejor forma que en mis 20 años. ¡Este estilo de vida quedará conmigo para siempre!"

¡Agregue a Terry DeGraw a la mezcla!

"La obesidad mórbida me atormentó por más de 15 años. Usé todas las excusas que pude para justificar comer: celebrar, estar feliz o triste, estar vacaciones, incluso la muerte de mi madre. Incluso me dije que soy gorda y feliz. Esa fue una de las muchas mentiras que me dije acerca de mi peso.

Me quejaba frecuentemente sobre mi peso, y un verdadero amigo me sugirió que no consumiera carbohidratos. Tomé la decisión de comenzar después de unas vacaciones en abril de 2017. Cuando volví a casa después de las vacaciones, comencé de inmediato, y en un par de semanas comencé a sentirme menos hinchada. Eso, en sí mismo, fue muy motivador. En junio, bajé 25 libras comiendo 2 huevos duros para el desayuno, 2 para el almuerzo y una pequeña porción de carne y vegetales verdes para la cena. Nunca hice trampa, y nunca comí demás. Yo era y aún soy estricta. En julio reduje mis 2 huevos para el desayuno a 1 y reemplacé mis 2 huevos para almorzar con una bebida proteínica de primera calidad. En agosto no tenía hambre para el desayuno, así que comencé a saltarlo. Comencé a investigar y descubrí el ayuno intermitente. Rápidamente me di cuenta de que estaba ayunando de la cena todas las noches hasta que bebía mi proteína en el almuerzo.

Investigar un poco más me llevó a la dieta OMAD (una comida al día). Me encontré con los libros de Gin y su grupo de Facebook. En septiembre comencé la dieta OMAD. Para comenzar la dieta OMAD, simplemente corté la bebida de proteínas del almuerzo, y de repente estaba viviendo de una comida al día, sintiéndome muy bien y llena de energía. Me enganché al instante. Perdí 55 libras comiendo con pocos carbohidratos en solo 5 meses, y he perdido 37 libras adicionales haciendo la dieta OMAD durante estos últimos 2 meses.

Mi objetivo era tener un peso normal, así que establecí un objetivo a 150 libras cuando comencé mi viaje en 237 libras. Llegué a ese objetivo con bajo contenido de carbohidratos y gracias a la dieta OMAD. Una vez que llegué a 150 libras, reinicié mi objetivo, esta vez para pesar 145 libras. Una vez que llegué a 145, reinicié mi objetivo para 137 libras. Mido 5 ', y 137 libras es un peso normal para mi altura. He pasado de usar pantalones elásticos extragrandes para mujeres a usar pantalones talla pequeña. Todavía me parece increíble, y algunas veces me temo que es un sueño, y puedo despertarme gorda nuevamente. Mi esposo no se ha unido a mí en la dieta OMAD. Sin embargo, él come bajo en carbohidratos conmigo y ha perdido 46 libras. Somos más felices como personas más delgadas. Ha sido un gran viaje para nosotros juntos. Mi nueva revelación de comer para vivir versus vivir para comer ha cambiado mi vida. Estoy saludable y llena de energía. Tendré 49 en enero de 2018 y me siento de 30. Si tuviera que decir en pocas palabras lo que aprendí de este viaje, sería escuchar a mi cuerpo y confiar en el proceso de ayuno limpio. La Dieta OMAD me ha devuelto a la vida"

¡Natasha de Trinidad discute también sus luchas y triunfos personales!

"A lo largo de mis 30 años he tenido problemas con la pérdida de peso. He intentado muchas estrategias, incluyendo las dietas de 1000 Cal y HCG, pastillas para adelgazar, regímenes de ejercicio brutales ... lo que sea, probé de todo en mi intento de perder y mantener mi peso. Al final, recuperaba todo y más. ¿Por qué? Porque me encanta la comida, comería lo que fuera ... en cualquier momento, y usualmente como en abundancia una vez que alcanzo el objetivo de mi dieta.

En febrero de 2017, decidí adoptar un ayuno espiritual para adoptar buenos hábitos alimenticios. Sí, busqué a Dios para enfrentar mi problema. Decidí que, si mi cuerpo es un templo de Dios, entonces debería tratarlo como tal. Me embarqué en una estricta oración y ayuno de 21 días que comenzó el primer día de dicho mes. Durante ese tiempo, no debía comer arroz, harina, carne ni azúcar, y solo comía antes de las 6 a.M. Y después de las 6 p.M. Todos los días. Durante el resto de las 12 horas solo tomaba agua. La mayoría de los días consumía solo la cena debido al trabajo o porque me daba pereza salir de la cama a las 5 para preparar el desayuno.

Al final de los 21 días, había pasado de 192 a 182 libras. Estaba extasiada, y eso me impulsó a buscar los beneficios del ayuno. Fue entonces cuando descubrí lo que es el Ayuno Intermitente. Sí, Dios respondió a mis oraciones. Vi videos en YouTube y leí publicaciones en diferentes sitios. Un día busqué en Facebook ayuno intermitente, y fue una sorpresa agradable encontrar tantos grupos allí. Finalmente me decidí por el grupo OMAD (Una comida al día) de Gin, y nuevamente, tenía que haber venido de Dios, porque he visto publicaciones de "profesionales" y, francamente, dejan mucho que desear. Encontrar el grupo OMAD de Gin fue el comienzo del fin de las dietas poco saludables para mí. Finalmente descubrí una manera de comer sin negarme a mí misma los alimentos que amo.

Resultó que OMAD no se ajustaba a mi estilo de vida, pero lo hace 16:8. Eventualmente llegué al grupo Delay, Do not Deny, y ese fue mi "punto ideal". Casi sobrenaturalmente, obtuve el libro de Gin's Delay, Do not Deny, y definitivamente fue de gran ayuda. Todavía lo uso como referencia en muchas ocasiones.

Me encanta que ya no soy esclava ni de la comida ni de la balanza. Ahora perder peso es divertido porque no requiere esfuerzo. Mi ventana de alimentos se abre a las 8 a.m. y se cierra a las 4 p.m. porque me encanta el desayuno. Por cierto, esa es otra ventaja de la Dieta Intermitente; ¡Es ajustable para adaptarse a tu horario y NO ES NECESARIA LA RIGIDEZ! Realmente me encanta esta "forma de comer"."”

La historia de Lisa Simpson es bastante convincente también.

"Nunca he sido capaz de hacer las dietas normales: Sufro de trastornos de alimentación desde que era un adolescente (borracheras/purgas), pensando que eran una gran manera de perder peso. Pero no sucedió. Para mí, hubo buenos alimentos y malos alimentos. Si comía los buenos, estaba bien. Si comía algo que consideraba malo, sentía la necesidad abrumadora de deshacerme de ellos. El peso siguió subiendo - cada 5 libras que ganaba, deseaba estar donde estuve hace 5 libras. Tuve periodos cortos de menos peso mientras estaba en el Teatro Cuminitario, paseaba a la noche con mi perro y hacía ejercicio.

De hecho, visité a una amiga hace un año y vi que había perdido peso; Ella me dijo que solo comía en la cena lo que quisiera. En ese momento, eso me pareció una locura, y lo descarté, ojalá hubiera prestado más atención.

Limpié mi dieta mientras investigaba cómo vivir con un presupuesto de cupones para alimentos. Menos comer afuera, más comer en casa. Me uní a una cooperativa y comencé a recibir muchas frutas y verduras para jugar.

En la primavera de 2015, corrí mi primera carrera de 5k,

y en la fiesta previa a la carrera, Team World Vision estuvo allí y dijo que podían llevarme a pasar de la carrera al maratón de Chicago en octubre. Por alguna razón, les creí y me inscribí. Pasé ese verano entrenando, además de fortalecer mis piernas. Pensaba que tanto correr TENÍA que ayudarme a perder peso. Terminé esa maratón, muy lentamente. Solo perdí 10 libras, que volvieron cuando dejé de correr.

A finales de 2016, encontré el Ayuno Intermitente) y OMAD (una comida al día). Me acordé de mi amiga a la que había visitado años atrás. Empecé en enero de 2017 con un peso de 172, utilizando ropa talla 14.

No vi absolutamente ninguna pérdida de peso en mi báscula por al menos 3 semanas, pero mi estómago estaba más delgado, y la ropa me quedaba más suelta. Hice un ayuno de 72 horas y bajé 5 libras y quedé en ese peso por un tiempo; luego hice otro ayuno largo y volví a bajar de peso, ya para ese momento mi cuerpo parecía haber comenzado a aprender lo que debía hacer.

Generalmente utilizo una ventana para comer de 4 horas, pero tengo algunas más largas cuando algo surge. No restrinjo porque eso podría obsesionarme. Tampoco uso un diario porque eso me enloquecería.

Ahora es septiembre de 2017 y mi peso varía entre 146 y 148 libras y aun así mi cuerpo se ve completamente diferente. Ahora utilizo ropa desde talla 4 hasta talla 8. Duermo mejor, mi piel luce mejor y tengo mucha más energía. Me hice un examen físico recientemente y el doctor me dijo que todas las pruebas de laboratorio lucían bien; mi HDL era tan alto que compensaba mi alto nivel de LDL.

El Ayuno Intermitente y OMAD me devolvieron mi vida, una vida con confianza y libertad alimenticia.

Brian de California también tuvo grandes éxitos.

"Descubrí esta forma de vida casi por accidente. Un amigo mío comenzó una dieta de keto, y pensé que podría ser peligroso para él, así que comencé a investigar. A través de la investigación, descubrí los videos del Dr. Fung en YouTube y descubrí OMAD (una comida al día) poco después.

Ya estaba haciendo la antigua dieta de calorías en calorías (recién había empezado) y pensé "puedo hacerlo y es mucho más fácil".

Yo estaba en 265 libras en el momento (abril de 2017). Tenía lo que pensaba que eran rodillas y caderas malas debido a la vejez y, aunque antes era ciclista muy ávido, me cansaba fácilmente. Había dejado de usar jeans después de no poder abotonarlos por mi talla 42 de cintura y había cambiado a usar un mono todo el tiempo.

Apenas un mes en OMAD, fui a un concierto al aire libre usando los pantalones vaqueros que no podía usar antes, pude pararme y bailar como si nadie estuviera mirando durante 5 horas seguidas. ¡Absolutamente sin dolor en las rodillas o las caderas!

Dejé de pesarme hace aproximadamente un mes (julio de 2017) y bajé unas 40 libras en ese punto. ¡Actualmente estoy usando un jean de talla 38, y se están volviendo más sueltos! No me he sentido tan bien desde mis 20 años, en serio. ¡Ya no me siento sin aliento cuando viajo y he reducido 5 minutos de viaje en bicicleta al trabajo! OMAD ha sido un milagro para mí, permitiéndome disfrutar de la comida (cosa que hago) sin sentir culpa. Sin calorías, gramos de grasa o gramos de carbohidratos para contar. Si hubiera, yo no lo haría. Tiendo a ser el niño que estaría en el árbol del que se le dijo que se mantuviera alejado de hace 5 minutos, y ese rebelde interno ha persistido en la madurez. Dígame que no puedo comerlo y lo empujaré en mi agujero mientras le miro directamente a la cara, jajaja.

Entonces, ¿qué hago?, se preguntará. Yo como una vez al día. Punto. Me siento a comer, y cuando termino, termino hasta el día siguiente con muy pocas excepciones. ¿Qué cómo?, se preguntará. Honestamente, lo que quiera. Tengo pasta, pizza, hamburguesas, cheesesteaks, dim sum, comida mexicana, comida india, salchichas, ensaladas, sándwiches, carne, patatas, etc. Nada, y me refiero a absolutamente nada, está fuera del menú. La única regla es limpia rápidamente. Bebo mucho café, agua y agua mineral durante mis tiempos de ayuno. ¿Hago "trampa"?, se preguntará. Sí, una vez cada dos semanas más o menos. Usualmente, es por un evento social (fiesta, etc.), pero ocasionalmente solo porque mi cuerpo grita ¡ALIMÉTENME! Ahora, no llamo a eso hacer trampa. Yo lo llamo vivir la vida. Sin culpa, porque es lo que haces la mayoría del tiempo lo que cuenta, no lo que haces solo de vez en cuando. ¡Mi cuerpo es la prueba de que está funcionando!"

Donna compartió su historia personal y hace saber que cuando habla de "WOE", quiere decir "forma de comer".

"Delay, Don't Deny cambió mi vida. He sido una prisionera de por vida cuando se trata de dietas. La restricción de calorías y la última dieta de moda se convirtieron en mi forma de vida. Siempre perdí peso rápidamente, pero perdí rápidamente mi motivación. Mi esposo y yo tenemos 2 hermosos nietos (3 y 7). Mirarlos a los ojos me hizo darme cuenta de que ESTAR GORDO APESTA y quiero ser saludable para mí y para ellos. Enorme revelación ¿verdad?

Un amigo me contó sobre Gin Stephens y su libro DDD. Bingo: se hizo un plan. Comencé con 16: 8 pero cambié rápidamente a OMAD (One Meal a Day) con una ventana de comer de 1 hora. Descubrimiento asombroso: el peso disminuyó. Hago Ayuno Intermitente todos los días, junto con un ejercicio vigoroso los 7 días de la semana. Guardo mis carbohidratos a 20 gramos y mi proteína al 20% de mi consumo. Sigo un plan LCHF (Bajo en Carbohidratos, Alto en Grasas) y bajé 75 libras en 18 semanas. Adiós, doble mentón y mejillas hinchadas. Hola, pómulos. Me encanta esta forma de comer. Gracias a Gin por motivarme. Los chicos también te lo agradecen."

¡Aquí está la historia de Helen Steinke!!

"¡Hola a todos! Un poco sobre mí. Tengo 54 años de edad y me quedo en casa, siendo madre y esposa. Estoy casada con un hombre increíble que apoya mucho este WOE (forma de comer). Tengo un hijo y una hija que están casados y ahora tengo dos nietos. Antes de mi histerectomía completa en 2006, pesaba 150 libras. Después de la cirugía, mi peso aumentó. Probé muchas cosas, incluso pasar los inviernos en el gimnasio y comer comidas bajas en carbohidratos y negarme a mí mismo todas las comidas que realmente amo comer, con muy poco éxito. Mientras siguiera con ese plan, podría mantener algunas libras, pero tan pronto como dejase de ir al gimnasio, las libras volverían a subir. Mi pensamiento fue que nunca volvería a ser tan flaca, así que tenía que aprender a aceptar eso.

Bueno, gracias a Dios mi hermana Katie me presentó esto el 27 de diciembre de 2016. Cuando me explicó esta forma de comer, mi respuesta fue: no, eso no puede ser. ¿Cómo puedes comer todo lo que amas y comer todos esos carbohidratos y perder mucho peso? Conociendo a mi hermana, le encantan sus ensaladas y vegetales, y puede vivir solo de eso solo. Estaba muy indecisa **PORQUE AMO MIS CARBOHIDRATOS...** y pensé que su pérdida de peso se debía a su amor por las ensaladas y las verduras. Mi pensamiento era, ¿qué daño puede hacer? Lo peor que puede pasar es que no pierda peso.

Me hice la promesa de que lo probaría honestamente durante tres meses, y si no veía los resultados, renunciaría, así que me incorporé y comencé el 23/1. Mi peso inicial... 180 libras. Exactamente 7 meses después, mi peso es de 149 libras. Ojalá hubiera tomado medidas, pero no lo hice. Puedo decirle que estoy reducida de tamaño: Vestido: de un tamaño grande, demasiado pequeño o mediano. Pantalones - de 12 a 8 o 6. Tops - de grande a pequeño.

Ahora, para todos ustedes que tienen que sentarse y ver a sus seres queridos comer, entiendo lo difícil que es, especialmente al principio. Hacía un increíble desayuno y almuerzo para mi esposo y tenía que oler la comida que estaba cocinando, y luego sentarme allí y verlo comer mientras me sentaba allí con mi taza de café... ¡FUE DIFÍCIL! Hubo momentos en que quería comer, pero seguí volviendo a la promesa que me había hecho a mí misma. Durante el primer mes, cuando mi ventana para comer se abrió, también lo hizo la nevera y la puerta de la despensa, y puse toda la comida que pude en mi boca, y tan rápido como pude mientras estaba cocinando la cena... jaja... y fue todo carbohidratos y comida chatarra. Para mí, después de mi primera semana de Ayuno Intermitente, me di cuenta de que había perdido peso. ¡No podía creerlo! Sí, era mucho el peso del agua, estoy segura, pero seguí bajando de peso después de eso. Esa era toda la motivación que necesitaba para seguir, y sabía que nunca abandonaría esta forma de comer.

Mi plan es pesar 140 libras antes de comenzar el mantenimiento. Sé que llegaré allí porque no voy a renunciar a esta forma de comer... ¡ESTOY MÁS RÁPIDA PARA LA VIDA! Para mí, el peso salió bastante rápido durante los primeros cuatro meses, pero los últimos dos meses han sido muy lentos. Para todos los que piensan que no va a suceder o que ya no está sucediendo, ¡lo hará! Sigan así: es un cambio de estilo de vida. Todo lo que puedo decirles es... ¡NO SE RINDAN! Nadie puede quitarles el peso sino ustedes mismos. Hágase una promesa y consérvela. Algo que escuché mucho durante este proceso de parte de mi hermana es... ¡CONFÍA EN EL PROCESO! Entonces les digo a todos ustedes que hagan lo mismo. Cuando los tiempos se pongan difíciles, busquen a alguien con quien puedan hablar para obtener apoyo y ayudarlos en los momentos difíciles. Para mí, fueron Katie y todas mis hermanas. Entonces, gracias, chicas, por estar ahí y ayudarme a superar esto. ¡No podría haberlo hecho sin ustedes! GIN lo dijo mejor... ME MERECÍA SER DELGADA... eso, mis amigos, me ha quedado grabado. Y para todos los que están luchando, díganse a sí mismos que quieren ser la próxima historia de éxito... ¡No puedo esperar para escucharlo! Gracias, Gin, por compartir tu historia de éxito y gracias por toda la investigación y el arduo trabajo que estás haciendo por todos nosotros y por compartir esta increíble forma de vida."

Aquí está la historia de Terri.

"He estado tratando de perder peso en los últimos 20 años. He probado casi todas las dietas que hay. Pasé unos 10 años intentando y fracasando en Carb Addicts Diet y Atkins. Pensé que era un fracaso total porque no podía evitar los carbohidratos. Me sentí horrible cuando me estaba quedando con carbohidratos bajos como debería ser. Era prediabética, tenía presión arterial alta y estaba empezando a tener problemas para movilizarme. Mi peso más alto fue 299. Perdí y recuperé las mismas 50 libras una y otra y otra vez. Casi había abandonado la esperanza y me había resignado a estar enferma y gorda para siempre cuando por alguna razón la página de Facebook de OMAD (One Meal a Day) se publicitaba en mi muro. Lo revisé y luego compré el Código de Obesidad y lo leí de una vez. No pensé que podría hacer los largos ayunos como el Dr. Fung hablaba en el libro, así que prácticamente lo guardé. Al día siguiente, por curiosidad volví a la página de OMAD, leí el libro de Gin y decidí qué no tenía nada que perder, y lo intenté. 7 meses después, bajé 55 libras en total. Mi presión arterial es normal, mi A1C es normal y ¡me siento genial! La primera vez que alguna vez en mi vida sentí el control de la comida. Y como cualquier cosa que me gusta, ¡incluso CARBOHIDRATOS! :D Nunca me he apegado a nada por tanto tiempo. Tengo la intención de hacerlo por el resto de mi vida.

¡100% FE EN DELAYING, NOT DENYING, Y SOY PRUEBA DE SUS RESULTADOS!

¡Hoy marca un mes de ayuno intermitente para mí! ¡He perdido 16 libras y un par de pulgadas!

Fui muy afortunada de haber tenido siempre un peso saludable la mayor parte de mi vida. Acabo de cumplir 34 años, y después de tener a mi tercer bebé, me diagnosticaron Hashimoto hace un año, justo después de tener un bebé. Esto realmente me hizo ganar muchas libras.

Nunca tuve que preocuparme por la comida. Siempre he podido comer lo que quería, tanto como quería y cuando quería y nunca ganaba un gramo. En todo caso, bajaría de peso. Fue increíble. Esto me dio una excusa para amar la comida aún más. Me encantaban comer Big Macs y muchos refrescos y bebidas azucaradas de Starbucks. No tenía autocontrol y comía como una cerda a mi antojo y aun así lograba usar un pequeño bikini.

Avance rápido hasta este día --si siquiera miró una barra de Snicker, gano diez libras. Entonces, imaginen lo difícil que es para alguien que se ha vuelto adicto a la comida rápida /comida chatarra /azúcar y que nunca tuvo un límite... entonces ahora, es casi como si saliera de una droga como en una rehabilitación legítima! ¡Está realmente difícil!

¡He probado cientos de dietas y he fallado en cada una de ellas! ¡Hacer dieta es difícil! No es práctico, ¡y es aburrido! ¡Sin mencionar, puro castigo!

Encontré el grupo de Facebook, y gracias a Gin Stephens y su increíble libro, me enamoré de DDD (Delay, Don't Deny) y OMAD (One Meal a Day). ¡Es lo MEJOR que me ha pasado!

En 30 días, he perdido 16 libras y más de 2 pulgadas. Mi piel es clara y brillante. ¡Los únicos anhelos que tengo ahora son de hacer ejercicio y ahora me encanta mi café negro! (Si me hubieran dicho hace un mes que en 30 días estaría tomando mi café negro, ¡me hubiera reído en su cara!) Tengo control total sobre mi apetito disfrutando de grandes comidas riquísimas, a veces un plato de nachos o pizza, a veces una ensalada de espinacas. Mi cuerpo me dice lo que necesito y cuánto de eso necesito cuando lo necesito, y lo mejor de todo, mi cuerpo ahora me dice exactamente cuándo dejar de comer. Ya no me preocupo por la comida todo el día, no me preocupan las calorías, y he ahorrado un montón de tiempo y dinero cambiando a OMAD.

Los familiares y amigos que me apedrearon por hacer Ayuno Intermitente ahora me piden mi guía para comenzar esta manera de comer.

Nunca me he sentido más en control de mi vida, ¡y nunca me había sentido tan saludable como ahora! ¡Si usted no está DDD, entonces realmente no sabe lo que se está perdiendo! Esta es mi nueva vida. ¡¡¡Nunca regresare!!!"

Una persona que se conoce con el nombre de "El Despertar" también compartió su historia.

"Empecé a hacer dieta en 1968 cuando tenía 14 años. He contado calorías en varias dietas. He contado carbohidratos en la dieta de los marines cuando tenía 18 años, luego en la dieta de Atkin y recientemente en la dieta de New Atkins. He contado puntos en la dieta del Weight Watcher un par de veces. Además, ha habido muchas dietas de moda que he probado. Siempre he perdido algo de peso solo para recuperarlo todo y algo más. Descubrí el ayuno intermitente el verano pasado y comencé a hacerlo todos los días el 1 de agosto de 2016. Ayuno de 19 a 22 horas todos los días y tengo una ventana de consumo diario de 2 a 5 horas. He perdido 41 libras hasta ahora y 8 1/2 pulgadas en mi cintura. No hay palabras para expresar lo feliz y agradecido que estoy ahora. Ya no cuento nada. Tengo 62 años, pero siento que tengo 30 años. No tomo medicamentos, duermo como un bebé y tengo tanta energía que a veces no sé qué hacer conmigo. ¡Viviré este estilo de vida siempre!"

¡Brian nos cuenta lo agradecido que está por el cambio en su vida!

"Aquí hay una pequeña historia de por qué estoy tan agradecido por esta forma de vida. En enero, comencé la tarea de buscar la pérdida de peso a través de la cirugía bariátrica. Yo había intentado todo. Las dietas fallaron, no tuve tiempo para ejercitarme y mi cuerpo me dolía todo el tiempo. Tenía diabetes e hipertensión.

Un amigo en el trabajo comenzó a hablarme sobre el ayuno y lo maravilloso que era. Empecé a investigar para demostrar que estaba equivocado, y no pude. Compré los libros, decidí probar esto y ver qué pasa. Mi cirugía estaba programada para el 20 de julio. Tuve que asistir a 6 reuniones con el dietista, reuniones con el fisioterapeuta y reuniones con los médicos. El seguro quiere ver si usted es serio acerca de la pérdida de peso, por lo que tiene que perder algún tipo de libras para que aprueben el cubrimiento del costo. Hice todo lo que se esperaba de mí.

Empecé a finales de enero y principios de febrero con Ayuno Intermitente. Me mudé a OMAD (una comida al día) a fines de febrero. He visitado París, Chicago y Chattanooga y comí mucha comida para mi única comida al día. He obtenido tanta energía que detuve nuestro servicio de jardinería porque ahora corto el césped. He dejado de pagar por los lavados de autos desde que lavo mi carro y el de mi esposa. Dejé de pagar la membresía del gimnasio ya que tengo una bicicleta estática, pesas libres y un montón de trabajo para hacer en casa. Por lo tanto, si la salud es un cambio de estilo de vida, esto definitivamente ha cambiado la forma en que vivo y mi mentalidad en lo que respecta a la comida. Tiendo a ver la comida más como combustible y no como una tarea que tengo que completar ("come todo lo que tienes a la vista: ¡tienes hambre, Brian!").

Hoy fue mi última visita con mi dietista. Al estar abajo 38

libras desde que comencé, he decidido cancelar mi cirugía. Tengo hasta fin de año para cambiar de opinión, pero... si lo pienso, el estilo de vida en el que vivo ahora está funcionando y bien valdrá la pena. He cambiado mi vida para mejor. Mi casa se ve bien, los autos se ven bien, y me veo bien, la cuenta bancaria se ve bien (no gastar mucho dinero en comida). Mi nivel de azúcar en la sangre está ahora bajo el rango de prediabetes. Mi cuerpo se siente más limpio, sin dolores y malestares que utilizo para conseguirlo. No estoy en mi objetivo de peso, pero estoy en mi mentalidad de meta. Estaba bien amar la comida, pero no deje que le controle; conviértase en un miembro activo de su vida y deje de ser flojo, y disfrute de la vida que vive.

Muchas gracias a Gin y a todos en el grupo OMAD FB. Se siente como si hubiera renacido. Sé que no puedo perder peso tan rápido como algunos, pero considerando todo, el futuro parece increíble. Quería alcanzar mi objetivo de peso este año, pero puede llevar otro año, y eso está perfectamente bien conmigo. La vida se trata del viaje y no del destino, así que dejo caer la ventana y disfruto de la brisa, sabiendo que estoy en el camino correcto hacia el éxito."

Echemos un vistazo a la historia de Kate.

"He luchado con mi peso durante toda mi vida. Simplemente me las arreglé hasta que llegué al octavo grado, momento en el que decidí saltar sobre la tendencia baja en grasa que era tan popular a principios de los 90. ¡Y funcionó! Perdí 80 libras, me alegré por el hecho de que finalmente estaba delgada y "normal", y luego recuperé todo de nuevo cuando volví a comer "normalmente" nuevamente.

El peso lentamente subió y subió a lo largo de los años. Subí y bajé aquí y allá. Traté de hacer ejercicio y varios planes de dieta de moda, con un éxito mínimo, y finalmente me encontré en mi peso más alto de 273 libras en 2015. De hecho, ni siquiera recuerdo haber sido tan pesada (creo que lo bloqueé), pero sé que es verdad porque estaba conectada a mi rastreador de ejercicios en ese punto.

Comencé mi viaje actual de pérdida de peso haciendo una dieta baja en carbohidratos/cetogénica en la primavera de 2016. Había oído hablar sobre el keto de un amigo que promocionaba su eficacia. Lo leí y comencé a comer de esa manera, y de hecho fue efectivo, pero no podía ignorar la sensación de que todavía era una esclava de mi peso. Claro, podría comer todo el tocino que quisiera, pero no podía sentir la libertad de celebrar con un pastel de cumpleaños con mi familia o una copa de vino con mis amigos. Tenía la ansiedad constante de que una molécula de carbohidratos temidos borrara todo mi trabajo duro. Nunca podría sentirme totalmente "normal" comiendo bajo en carbohidratos. No fue un cambio de estilo de vida factible para mí, porque no me permitió vivir completamente.

Afortunadamente, un amigo mío (el mismo amigo que me presentó a Keto, en realidad) me dijo que buscara ayuno intermitente. Investigué un poco en línea, lo que me llevó al sitio de Gin y al grupo de Facebook. Antes de interactuar en absoluto en el grupo, compré su libro, lo leí y comencé. Ha sido un cambio absoluto en el juego. No solo estoy adelgazando con facilidad, sino que tengo una energía y confianza increíbles, mis antojos de alimentos no saludables han disminuido mucho, bebo toneladas de agua y ya no tengo ansiedad por comer con otras personas. Ya no tengo que preocuparme de que no pueda encontrar algo que pueda comer en restaurantes o fiestas. Ya no tengo que limitar el tipo de comidas que puedo hacer con mi prometido (bendito sea su corazón, dejó un montón de deliciosos carbohidratos en algún momento). El ayuno intermitente realmente me ha dado algo que nunca pensé que tendría: ¡Libertad!

¡Actualmente estoy en mi primer objetivo de peso, después de haber perdido casi 100 libras! El siguiente paso es seguir siendo una persona que sigue el Ayuno Intermitente de manera increíble, ir al gimnasio para ponerme esbelta y seguir contagiando a otras personas que están luchando con su peso. Este es un estilo de vida del que todos deberían estar conscientes. ¡Gracias, Gin!"

Aquí está Sharon H. de la historia de Carolina del Norte.

"Mi viaje para mí comenzó el verano pasado. Estaba en nuestra piscina cuando comencé a hablar con una amiga sobre perder peso. Ella me contó sobre el ayuno intermitente... escuché... siendo muy escéptica. Ella dijo que me agregaría a este grupo en Facebook. ¡Empecé a leer y pensé en lo que tengo que perder! Así que el 13 de julio me desperté y pesé... ¡235 libras! Ese fue mi día inicial. Escribí mi peso en el calendario y agarré una botella de agua. Salté directamente a mi ventana de cinco horas de 4 a 9. Lo único importante que hice fue dejar de beber gaseosas. Aún bebo mi té dulce, pero solo en mi ventana. Bebo estrictamente agua hasta que se abre mi ventana. ¡Todavía como lo que quiera! ¡Hamburguesas con queso, pizza, pasta y chocolate! Ahora no como tanto como solía hacerlo, pero aun así puedo disfrutar de mis comidas favoritas... ¡¡¡Esto es absolutamente maravilloso!!! ¡Esta forma de vida ha sido lo mejor que me ha pasado! Ahora, mi peso no disminuyó en un par de semanas, ¡pero desde el 13 de julio hasta ahora he logrado perder 95 libras! Lo cual todavía me impacta... ¿ha sido demasiado fácil? ¡No me he privado de nada de lo que disfruto comiendo! ¡Tengo 42 años y me siento mejor que cuando tenía 30 años! ¡Ya no me duele el cuerpo, no estoy cansada todo el tiempo y me siento muy bien conmigo misma!"

¡Escuchemos de Dave!

"Mi jornada de ayuno intermitente de una comida al día comenzó el 3 de enero de 2017. En la víspera de Año Nuevo, tenía 283 libras, tenía colesterol alto, presión arterial alta y enzimas elevadas en el hígado. Me sentía mal y estaba cansado de ser yo.

Siempre me di cuenta de que nunca tuve hambre de forma natural hasta aproximadamente las 2 pm todos los días, así que decidí intentar solo cenar y también comencé a buscar para ver si alguien más había hecho algo así como loco para perder peso y estar más saludable.

Encontré el libro de Gin a través de una búsqueda en Facebook y me uní a su página (que me encanta), y compré el libro Delay, Don't Deny. Después de leerlo y seguir todos los consejos e instrucciones, comencé a cambiar, y el cambio para mí llegó muy rápido. ¡Ahora, solo 3 meses después, todo mi análisis de sangre volvió a ser normal la semana pasada! Bajé 37 libras y planeo bajar 35 más. Tengo una nueva forma de vida."

¡Escucha el testimonio de Nick!

"Mi testimonio es extenso, así que si prefieres la versión corta: Tenía 235 libras en 2008 y 180 libras hoy en 2017; 25 libras de la pérdida es 100% atribuible al ayuno intermitente y una comida al día, que se produjo en un período de dos meses. Nunca he conocido una manera tan fácil de comer que agrega innumerables beneficios para la salud y una nueva relación con la comida.

Ahora para aquellos que desean saber más, aquí vamos. En 2004, terminé una relación de 20 años con el amor de mi vida: Cristal de Metanfetamina. Como es el caso con muchos adictos en recuperación, reemplacé una adicción con otra, comida. Entre 2004 y 2008 pasé de 185 libras a 235 libras, para un total de 50 libras, todo lo cual era gordo. No solo me veía horrible, sino que comencé a tener problemas de G.I.; Era tiempo de un cambio. Después de un examen de conciencia, lo primero que hice fue convertirme en vegetariano en 2008. Esto fue tanto para el bienestar de los animales como para mi salud. Todavía no comía bien, y tomaría un tiempo antes de dejar de consumir productos cárnicos falsos procesados, que están llenos de soja y una tonelada de químicos polisilábicos, como mi principal fuente de alimento.

En 2010 vi Fat, Sick y Nearly Dead e incorporé el jugo en

mi dieta. El Juicing me ayudó no solo a perder alrededor de 10-15 lbs., Sino que también aprendí a disfrutar el sabor de las frutas y verduras frescas. Después de aproximadamente 6 meses de jugos, decidí dejar de desperdiciar tanta comida y simplemente comer todo; estaba tirando toda la fibra rica en nutrientes y prácticamente bebiendo agua azucarada. Ahora estaba preparando mis propias comidas hechas con productos frescos, pero estaba comiendo 3-4 veces al día. En este punto, me presentaron un programa que eliminó toda la harina y el azúcar de mi dieta. Este fue de lejos el programa más doloroso y restrictivo que jamás haya encontrado. Tuve un gran éxito con esto, pero como el tiempo demostrara, era insostenible. Encontré una publicación de Facebook 2012: "¡El peso objetivo de 180 llegó hoy! El mayor peso fue de 235. Se recuperó entre 218 y 235 durante varios años. El año pasado corté la harina y alimentos procesados y el azúcar; los últimos cinco meses he estado en una dieta principalmente vegana; cortar la leche realmente ayudó, así como una carga de ejercicios. Así que llegué a 180 lbs. Me había vuelto vegetariano con una dieta principalmente vegana y también había eliminado toda la harina, el azúcar y los alimentos procesados. Recuerdo 2012 y 180 libras tan jubiloso, pero también que fue un proceso tan arduo y ciertamente nunca estuve satisfecho con la comida que estaba comiendo y siempre parecía estar hambriento. Estaba haciendo ejercicio durante 90 minutos por día en el gimnasio; llegar a este punto fue un gran esfuerzo y, en retrospectiva, destinado a fallar. Al igual que con todas las dietas que restringen las calorías, esto era completamente insostenible, y en un año había comido harina y azúcar hasta el punto de alcanzar las 200 libras.

Esto fue cuando supe sobre el Ayuno Intermitente de la página de Facebook del Dr. Joseph Mercola. Me encantó la ciencia detrás de este concepto y en 2014 lo implementé. Un horario de 16: 8 que; Finalmente bajé a 19: 5. Para junio de 2014, alcancé 177 libras sin precedentes, manteniendo una ventana de cinco horas, pero también me estaba negando azúcar procesada, y estaba comiendo muchas verduras crudas; de nuevo no es muy satisfactorio ni sostenible. Julio de 2014, mi esposo se sometió a una cirugía cerebral y yo dejé el trabajo para cuidarlo. En este punto, Ayuno Intermitente voló por la ventana y volví a las temidas 3 comidas al día. Lentamente, al principio, 5 libras, 10 libras, 15 libras; el mismo patrón surgió, por lo que, en la primavera de 2016, había alcanzado 205 libras.

Para diciembre de 2016, algo finalmente comenzó a cambiar en mí. No recuerdo dónde me topé con la idea de una comida al día, pero comencé a ver algunos videos de YouTube sobre la idea. Luego, el 24 de diciembre, le conté a mi esposo lo que estaba considerando hacer y le pedí su apoyo; él lo dio sin preguntar. El día de Navidad 2016 fue mi primer intento de una comida al día. Elegí una ventana de una hora entre las 10:30 a.m. y las 11:30 a.m. En el trabajo, hubo una cena de Navidad para todos los empleados. Lo cual fue difícil, pero pasé; ¡el primer día fue un éxito! Después de descubrir que no me marché de la inanición, decidí que, si iba a intentar esto como un estilo de vida, tendría que establecer esto como un hábito: me comprometí con OMAD durante 30 días. Esto resultó ser una herramienta maravillosa, y recomiendo a todos los principiantes que se comprometan con un marco de tiempo para establecer esto como su nueva normalidad. Esto fue también cuando busqué en Facebook una comunidad de personas de ideas afines, y, afortunadamente, el primer grupo que encontré fue el grupo de Gin Stephens, One Meal a Day IF Lifestyle. Para un ex doce pasos que no es muy aficionado a los grupos, este grupo ha hecho toda la diferencia en el mundo y es una gran parte de mi éxito. Nunca he conocido un grupo de personas de apoyo e inspiración. Después de ser parte de esta comunidad solo por unos pocos días, decidí comprar el libro de Gin: Delay, Don't Deny, que me pareció un libro excelente especialmente para alguien que recién comienza este estilo de vida. Hoy estoy a 5 libras de una cantidad arbitraria de 175 libras. No estoy segura de cuál será mi peso real; Estoy esperando ver lo que este cuerpo decide. Todos los días estoy aprendiendo a escuchar este cuerpo porque sabe exactamente lo que necesita y cuánto debe pesar. Realmente no hay razón para que pueda encontrar, no para continuar este estilo de vida y la forma de comer; hay tanta libertad y empoderamiento con esta forma de vida. 14 de febrero de 2017."

Aquí está Laura de Bristol, Reino Unido, compartiendo su historia.

"Soy madre de 3 niños pequeños. Antes de tener hijos, siempre había tenido problemas con mi peso, y era lo que la gente llama dieta de yo-yo, ganando peso y perdiendo alternativamente en cuestión de meses. Tenía 2 hijos con 15 meses de diferencia, y mi peso se disparó. Me presentaron al ayuno a través de la dieta 5: 2 y perdí aproximadamente 30 libras. Luego, me encontré con el ayuno intermitente: una comida al día y una rápida. Era un concepto que pensé que podría seguir después de investigar, sobre todo.

Justo antes de comenzar esta nueva forma de vida descubrí que estaba esperando mi tercer paquete de caos y travesuras. Durante mi embarazo final, me puse más de 4 piedras (56 libras), y ese peso no iría a ningún lado después de tener un hombrecito. 3 meses después del nacimiento de mi hijo, decidí que ya era suficiente y encontré la página de Gin. Pensé: "¡Vámonos!" Aunque soy un miembro muy tranquilo del grupo de Facebook, lo hago todos los días. El apoyo ha sido increíble.

Empecé a hacer Ayuno Intermitente, y ahora, poco más de 2 años después, tengo más de 68 libras menos y solo 5 libras lejos de un objetivo que no he golpeado durante muchos años. Realmente creo que el Ayuno Intermitente es lo que me tiene ahí. Los amigos y la familia siempre han sido escépticos y, por supuesto, escucho los comentarios habituales de "morir de hambre" y "no es saludable". Ahora solo les dejé tener sus opiniones, pero nadie puede negarme después de ver mi antes, y después de eso, no funciona.

Me siento tan bendecida por haber encontrado esta nueva forma de vida. Algunos días son más difíciles que otros, y cuando la vida te arroja una bola curva, debes resistirte a volver a los viejos hábitos. Sé que me siento más saludable, duermo mejor y tengo más energía. De hecho, estoy comenzando a disfrutar viendo mi reflejo nuevamente en el espejo, y no evitándolos a toda costa, que es lo que ha sido durante los últimos 5 años.

¡CUALQUIERA PUEDE HACER ESTO!

Nunca pensé que alguna vez escribiría una historia de

éxito. Nunca he tenido éxito en ninguna dieta (y he probado tantas). Después de dar a luz a mis tres hijos, tenía unos 80 kg (176 libras) y comencé una comida al día (OMAD) después de que me propusieron en octubre de 2016. Pensé que sería difícil... ¡pero es lo más fácil que he hecho! Solo renunciar a mi soda de dieta y beber mi café negro fue algo difícil de hacer ;-) He perdido hasta ahora 32 libras (16 kg) sin ejercitarme y como lo que sea que me gusta con mi familia dentro de mi ventana (principalmente 3 o 4 horas). Desde OMAD siento que he escapado de la prisión de la dieta :) Puedo hacer esto por el resto de mi vida. Tan feliz desde que encontré OMAD, y el libro realmente tiene sentido, ¡aprendí mucho de eso!"

La siguiente historia se puede encontrar en

http://foodcanwait.com/home/my-weight-loss-journey-intermittent-fasting/

De Mimi titulado "Ayuno intermitente: mi viaje de pérdida de peso"

"Tal vez te reconocerás en estos párrafos. Antes de comenzar a practicar el ayuno diario intermitente, mi día consistía en comer constantemente. A menudo me deleitaba con una taza de café de la mañana, chocolate caliente o té con crema y azúcar. Antes del almuerzo, es probable que tenga algún tipo de refrigerio, a veces uno nutritivo como uvas o una manzana, y algunas veces un refrigerio no tan nutritivo como papas fritas, una dona o galletas.

A la hora del almuerzo, estaba lista para comer otra vez y probablemente tomaría una comida de la cafetería cercana: un sándwich, tal vez una ensalada, y los viernes, probablemente una orden de pescado frito. Por la tarde ya era hora de otro tentempié que me detuviera hasta que llegara a casa. Durante la cena, casi siempre tenía segundos, a veces tercios, y a altas horas de la noche (soy un ave nocturna) volvía a comer bocadillos dulces como galletas caseras o pan y/o algo salado como nueces, queso o papas fritas.

Aunque disfrutaba verduras como el calabacín, brócoli y repollo, mis comidas favoritas eran arroz blanco, pan y frijoles. Nunca me cansé de esos y pude comerlos a diario. No me permitía la comida rápida a menudo, pero incluso cuando cocinaba en casa, no me preocupaba si mi proteína de elección era frita, horneada o guisada, ni la cantidad de grasa, carbohidratos y calorías que estaba consumiendo.

En resumen, comí en cualquier momento y lo que sea que quisiera comer.

Este patrón de alimentación se repitió una y otra vez, día tras día y junto con un estilo de vida mayormente sedentario trabajando en una oficina, finalmente resultó en un peso de 237 libras para el 30 de junio de 2014. Sabía que no era saludable comer de la manera en que lo hacía, pero me sentía incapaz de controlar mi apetito incluso después de probar casi todos los supresores naturales del apetito de los que había oído hablar: Sensa, garcinia cambogia, cetonas de frambuesa, y otros.

Había intentado hacer dieta muchas veces en mi vida y perdí 20, 30 e incluso 40 libras en ocasiones solo para recuperar todo, y algo más. Pero ahora casi tenía miedo de perder peso por temor a la pérdida de peso inicial, lo que finalmente me llevó a ser aún más pesada. No estaba completamente consciente de lo que le estaba haciendo a mi cuerpo durante las oleadas de calorías que lo alimentaba; y, después de un tiempo, no me importó mucho. Después de todo, no tenía diabetes, hipertensión ni ninguna enfermedad importante y no tomaba ningún medicamento. ¿De qué había que preocuparse?

No siempre tuve una actitud tan despreocupada sobre mi peso. En el 2004, perdí 40 libras con la dieta Atkins y la mantuve fuera por dos años solo para recuperarla gradualmente dentro de un año de haber salido de la carreta baja en carbohidratos. Empecé a pensar que debería aceptar ser gorda.

La obesidad no es solo una preocupación cosmética. Aumenta el riesgo de enfermedades y problemas de salud como enfermedades cardíacas, diabetes y presión arterial alta. -El sitio web de Mayo Clinic

Más tarde ese año, una visita a mi médico para un examen físico completo confirmó mi salud relativamente buena; pero, él me instó a perder peso. Me dijo que, en este momento de mi vida, de cuarenta y tantos años, estaba en una etapa crítica durante la cual la obesidad aumentaba enormemente las probabilidades de adquirir una importante afección de salud en los siguientes años.

En ese momento, pensé en mis padres. Mi padre fue diagnosticado con diabetes a mediados de los cuarenta. Mi mamá fue diagnosticada con hipertensión en sus 40 años. No se podía negar la gran probabilidad de que yo siguiera el mismo camino si mi estilo de vida no cambiaba.

Aun así, no sabía cómo hacerlo. Probé dietas bajas en carbohidratos, así como dietas bajas en grasa con ejercicio moderado; pero a pesar de perder algo de peso con ambos, nunca podría seguir cualquiera de los regímenes a largo plazo. Luego, poco después de ese examen físico, una actividad aparentemente no relacionada me llevó a un cambio de estilo de vida completo.

Aunque no soy musulmana, siempre he tenido curiosidad acerca del ayuno de Ramadán y admiré el compromiso y la disciplina necesarios para no comer ni beber de la salida del sol hasta el ocaso durante 30 días. Expresé mi curiosidad a algunos de mis compañeros de trabajo musulmanes y me animaron a probarlo. Mis razones para explorar el ayuno del Ramadán no son religiosas, sino psicológicas y espirituales. ¿Tendré la autodisciplina para someterme a un período de atención y autorreflexión, dejando a un lado una rutina de comodidad y facilidad para fomentar un mayor sentido de gratitud? Esa es la pregunta que me hice a mí mismo cuando pensé en comprometerme con el ayuno de 30 días.

Cuando el tiempo se acercaba para comenzar, estaba listo para abandonar mi experimento antes de que comenzara. Recuerdo que estaba asustada, nerviosa y ansiosa por no comer; pero solo eso me dijo que tenía que hacerlo. Mis compañeros de trabajo no me presionaron en absoluto, pero sentí la responsabilidad de intentarlo al menos. Aun así, cuando llegó el comienzo del Ramadán, no ayuné y no tenía la intención de hacerlo. Eso es hasta que vi un episodio de Naked and Afraid.

Mientras veía a las concursantes pasar semanas buscando agua limpia y fuentes de alimentos, al igual que nuestros antepasados antiguos tuvieron que hacer, de repente me sentí como una niña mimada que no deseaba dejar su piruleta. Ciertamente, podría sobrevivir menos de un día sin comida ni agua. Después de todo, si cambiaba de opinión, la alimentación siempre estaba al alcance de la mano.

Con tanto miedo y ansiedad antes de comenzar el ayuno, no había esperado durar un día, pero para mi sorpresa, no solo duré hasta el final del Ramadán, sino que cuanto más ayuné, más fácil se volvió. Además, había aprendido mucho sobre mí y había desarrollado una gran apreciación por el acceso al agua potable y alimentos nutritivos, algo que nunca volveré a dar por hecho.

Después de sentirme tan bien, tanto física como mentalmente, por los efectos del ayuno durante el Ramadán, comencé a explorar los beneficios para la salud del ayuno y descubrí el ayuno intermitente. No ayuné durante el Ramadán para perder peso. Como cuestión de hecho, esperaba ganar peso de los banquetes al final del día. Al igual que muchas personas, creo que uno debe comer varias comidas pequeñas al día y nunca omitir las comidas, y que hacerlo es contraproducente para la pérdida de peso. Pero, había perdido 8 libras para el final de ese mes y me sentía excepcionalmente energizada y en control de mi hambre. Claramente había beneficios para el ayuno, y mientras investigaba más, aprendí que había incluso más beneficios de los que había imaginado, uno de ellos era la pérdida de peso.

Comencé a ayunar el 30 de junio de 2014. En ese momento pesaba 237 libras. Eso es mucho peso para cualquier mujer, pero en mi cuadro de 5'5 "era peligroso. A partir de la redacción de esta publicación (un poco más de tres meses después), estoy 22 libras más ligera y aun trabajando hacia mi objetivo de tener un índice de masa corporal (IMC) saludable.

Hasta ahora, el ayuno diario intermitente, una dieta baja en carbohidratos (no cetogénica), una dieta saludable centrada en alimentos nutritivos cocinados en casa y 30 minutos de caminata al día me han permitido perder peso a un ritmo moderadamente constante.

Manténganse al tanto. Y a mis compañeros ayunantes, manténgase fuertes. ¡Podemos hacer esto!

Todo lo mejor,

Mimi "

El viaje de Mimi no se detuvo allí. Ella les dio actualizaciones a sus lectores para darle un viaje aún más de una perspectiva esférica.

"¡Actualización! Hoy es 25 de marzo de 2016, y ha pasado aproximadamente un año y medio desde que comencé mi viaje con ayunos intermitentes diarios. A partir de hoy, he perdido 73 libras, desde 237 libras a 164 libras hoy. Aunque no he medido las pulgadas de forma consistente, sé que he perdido varias, ya que he pasado de una talla 18 a una talla 10.

Después de alcanzar la meta de 50 libras de pérdida de peso en junio de 2015, me estabilicé por más de cuatro meses hasta que comencé a incorporar la dieta Five Bite junto con Fast-5. En esa semana, rompí mi meseta y en el transcurso de unos meses perdí 24 libras. Desafortunadamente, recuperé parte de ese peso después de regresar solo a Fast-5; sin embargo, sí me ayudó a romper una meseta y eventualmente comencé a perder peso de nuevo. Me quedaré solo con Fast-5 durante el resto de mi viaje hasta alcanzar mi objetivo de peso de 135 lbs. y un IMC saludable de 22.5. Recientemente comencé a incorporar una dieta basada en plantas en mi régimen de ayuno, ¡y hasta ahora me siento genial!

En este punto, el ayuno se ha convertido en un hábito sólido para mí, y me siento muy cómoda con mi ventana de 5 horas. Estoy emocionado de pensar que es el año en que logro mi objetivo y empiezo el mantenimiento."

SU VIDA ESTÁ a punto de cambiar, y la mejor forma de reconocer esto es pensar y comenzar a crear tu historia. Contar su historia es un poco una aventura espiritual porque es la oportunidad de llegar al corazón de quienes somos como individuos. Escuchar las historias de los demás es una cosa, y crear la suya propia es otra. Hacerlo será una de las experiencias interpersonales más gratificantes y satisfactorias que haya tenido. Ahora es su turno de empoderarse a sí mismo y a los demás que vendrán después de usted al llegar a una comprensión más fuerte y más íntima de lo que este cambio será para usted y por qué es tan importante y por qué incursó en este viaje en primer lugar.

Cuando está creando su historia, está aprovechando algo que es universal y sin edad. Es algo que han experimentado los humanos desde el comienzo de nuestra existencia colectiva. Conecta con nuestras raíces y nos ofrece un largo patrimonio común. La sociología nos dice que lo hacemos, en cuatro niveles diferentes: el nivel filosófico, el nivel espiritual, el nivel sociológico y el nivel psicológico. Considérelo como una espiral que se mueve hacia el yo interior. En la parte más externa, se cuenta la historia a nivel universal. Todos queremos conectarnos y sentir que somos parte de algo más grande. Es lo que nos inspira a levantarnos nuevamente con el sol (o el cielo nocturno para los noctámbulos). De aquí viene el espacio espiritual, o donde el misterio de la vida nos invita a responder. Aquí es donde sentimos y entendemos la vida a través de historias en un nivel que tal vez las palabras no pueden explicar, el área gris donde habitan la fe y la metafísica.

Más adentro viene el mundo fuera del yo. Aquí es donde nos acercamos continuamente; tal vez es la razón por la que tomaste este libro. Quiere ver lo que otras personas han dicho sobre la autofagia. Piense que puede cambiar su vida, pero quiere saber cómo lo hará. ¿Qué lo hace tan importante? ¿Qué es lo que mueve la lengua de todos? ¿Es más que solo otra moda? ¿Es tan simple como dicen los que lo entendieron?

Finalmente, llegamos al centro de la espiral: nosotros mismos o lo psicológico. Aquí es donde va a ser más difícil y aquí es donde tu historia será útil. Sin usted, no hay ayuno, no hay cambios en el estilo de vida, y no hay un nuevo capítulo en su historia.

Es hora de tomar lo que estas personas le han dado y ser usted mismo un guía. Estas historias, como la suya, están guiadas por el prototipo universal y sin edad que guio las historias sagradas y tradicionales de las generaciones pasadas. Su historia tendrá los mismos fundamentos, motivos y arquetipos perdurables. Se recordará a si mismo y a los demás que hay una manera de superar los recovecos de nuestras vidas. No hay un verdadero comienzo, medio y final de una historia. En su lugar, hay muchos comienzos, las partes confusas, y luego una resolución. Además, esto es donde queremos que estés en su viaje.

Al comenzar su viaje, nos gustaría dejarlo con el discurso del Dr.

Yoshinori Ohsumi cuando aceptó el Premio Nobel en 2016. Puede verlo aquí si quiere escucharlo del propio hombre.

"Deseo agradecer a la Asamblea Nobel en el Instituto Karolinska y la Fundación Nobel por otorgarme el premio más prestigioso en ciencias, el Premio Nobel, en la categoría de Fisiología o Medicina. También me gustaría felicitar a los otros destinatarios de este año. Ha sido encantador conocer a todos durante esta semana tan agradable, y es un honor estar entre personas tan estimadas.

Solo soy un biólogo celular básico que ha estado trabajando con levadura durante casi 40 años. Me gustaría aprovechar esta oportunidad para anotar mi agradecimiento por las muchas lecciones y los maravillosos obsequios de la levadura, tal vez mi favorito es el sake y el licor.

Mi carrera de investigación se centró en la autofagia, que es un proceso importante de reciclaje y degradación de proteínas dentro de las células. La vida se mantiene mediante un delicado equilibrio entre síntesis y degradación continuas. Descubrí que la degradación es tan importante como una síntesis para el mantenimiento de sistemas biológicos dinámicos como el cuerpo.

La contribución de mi grupo fue encontrar los fundamentos moleculares de la autofagia. La autofagia ahora está explotando en uno de los temas más intensamente estudiados en biología. Si bien nuestra contribución es fundamental, es agradable que muchos investigadores ahora estén estudiando su importancia en la salud y tratando de superar una variedad de enfermedades. No hay mayor satisfacción como científico que ver sus ideas y esfuerzos transformar un campo de investigación, y estoy tan feliz como podría. Terminaré reconociendo la fortuna, un gran número de excelentes colaboradores, el apoyo indispensable para las subvenciones y la familia afectuosa que me trajeron aquí esta noche. Gracias de nuevo a todos por esta maravillosa oportunidad."

Epílogo

LA INVESTIGACIÓN nos dice cada día más y más que la autofagia, que una vez fue considerada como una pequeña vía de mantenimiento, puede ser la clave para prevenir la disfunción metabólica y las enfermedades. Su utilidad puede diferir dependiendo de dónde se encuentre en el cuerpo, lo que hace de la autofagia una maravilla científica floreciente que puede ser la puerta de entrada a futuros tratamientos dentro de la ciencia y la medicina. Todas las contribuciones que condujeron al Premio Nobel 2016 ahora son ampliamente reconocidas por todos, y esto nos ayuda a entender qué tan esencial es la autofagia en nuestras vidas. La utilidad puede decirse que va más allá de cualquier otro tipo de "moda" que hemos visto ir y venir en un abrir y cerrar de ojos. Para mejorar nuestra comprensión de la autofagia, debemos continuar apoyando futuras investigaciones en los próximos meses y años. Esto es aún más crítico porque, como hemos visto al hablar de los beneficios de la autofagia con el tratamiento del cáncer, sigue siendo un arma de doble filo para nosotros. No queremos invertir el terreno que ya hemos pisado. Se han respondido muchas preguntas sobre la autofagia, pero todavía hay muchas otras preguntas que todavía no han recibido respuesta. Sin embargo, con la persistencia de más investigaciones y con la ayuda de aquellos que han aprendido y utilizado las maravillas de la autofagia, podremos superar las preocupaciones que actualmente nos impiden comprender completamente lo que la autofagia es totalmente capaz.

GRACIAS POR LLEGAR hasta el final de *AUTOPHAGY: el ayuno de agua extendido es el poderoso secreto de la curación y el antienvejecimiento que utiliza la inteligencia natural de su cuerpo.* Esperemos que sea informativo y capaz de proporcionarle todas las herramientas que necesita para alcanzar sus objetivos sean cuales sean.

El siguiente paso es consultar a un experto y tener una discusión significativa sobre cómo comenzar a inducir la autofagia y comenzar a ayunar en su vida hoy.

¡Finalmente, si encontró que este libro es útil de alguna manera, siempre se agradece una reseña en Amazon!

Más Referencias

Para obtener más información sobre la autofagia y la investigación en curso que gira en torno a ella, visite los siguientes sitios:

- https://www.ncbi.nlm.nih.gov/pmc/articles/PMC2990190/
- http://genesdev.cshlp.org/content/21/22/2861.full.html
- http://science.sciencemag.org/content/330/6009/1344
- https://www.novusbio.com/research-areas/autophagy
- http://www.biochemj.org/content/475/11/1939
- https://www.annualreviews.org/doi/abs/10.1146/annurev-immunol-042617-053253
- http://journals.plos.org/plosbiology/article?id=10.1371/journal.pbio.2002864
- https://www.ahajournals.org/doi/abs/10.1161/circresaha.108.188318
- http://www.scielo.br/scielo.php?script=sci_arttext&pid=S0104-42302017000200173
- https://ard.bmj.com/content/74/5/912
- https://www.jci.org/articles/view/37948

Más Referencias

- https://academic.oup.com/advances/article-abstract/9/4/493/5055944?redirectedFrom=fulltext
- http://www.jbc.org/content/293/15/5425.abstract
- http://www.clinsci.org/image-gallery/autophagy
- http://www.tmd.ac.jp/english/artis-cms/cms-files/Autophagy.pdf
- http://mcr.aacrjournals.org/content/early/2018/05/19/1541-7786.MCR-17-0634
- http://square.umin.ac.jp/molbiol/english/index.html
- http://cib.csic.es/research/cellular-and-molecular-biology/roles-autophagy-health-and-disease
- https://www.nytimes.com/2016/10/04/science/yoshinori-ohsumi-nobel-prize-medicine.html
- https://www.invivogen.com/autophagy
- http://www.med.monash.edu.au/biochem/labs/lazarou-lab.html
- https://journals.lww.com/co-criticalcare/Abstract/2018/04000/Autophagy___should_it_play_a_role_in_ICU.9.aspx

www.ingramcontent.com/pod-product-compliance
Lightning Source LLC
Chambersburg PA
CBHW031311250726
48656CB00005B/1748